普通高等教育国家规划教材
新世纪全国高等中医药院校规划教材(第二版)
《内经选读》《针灸医籍选读》辅导教材

《内经》节选白话解

冯文林　伍海涛　编著

學苑出版社

图书在版编目(CIP)数据

《内经》节选白话解/冯文林，伍海涛编著.—2版.—北京：学苑出版社，2013.7
普通高等教育国家规划教材.新世纪全国高等中医药院校规划教材
ISBN 978-7-5077-4326-5

Ⅰ.①内…　Ⅱ.①冯…②伍…　Ⅲ.①《内经》-注释-中医学院-教材　Ⅳ.①R221

中国版本图书馆CIP数据核字(2013)第164100号

审　　订：杨鹏举
责任编辑：陈　辉　付国英
出版发行：学苑出版社
社　　址：北京市丰台区南方庄2号院1号楼
邮政编码：100079
网　　址：www. book001. com
电子信箱：xueyuan@ public. bta. net. cn
销售电话：010-67675512、67678944、67601101(邮购)
经　　销：新华书店
印 刷 厂：北京市广内印刷厂
开本尺寸：787×1092　1/16
印　　张：9. 75
字　　数：186千字
印　　数：1—3000册
版　　次：2013年8月第1版
印　　次：2013年8月第1次印刷
定　　价：28. 00元

编写说明

《黄帝内经》（以下简称《内经》）是祖国医学的奠基之作，是历代医家的必读之书，也一直是中医学教育的主干课程。但是《内经》内容宏博，文字深奥，入门不易；一般教材的校注、按语抑或导读等内容繁多，有限的学时不足以使学生理解《内经》的经文。目前，市面上出版的《内经》释义的书众多，也未能完全体现《内经》经文的旨意。有鉴于此，我们编写了《〈内经〉节选白话解》一书。本书对《内经》的主要原文做直观的白话解，尽可能地使经文所反映的意义简单化、通俗化，以期能提高学生们的学习兴趣，方便查阅和背诵，加深对《内经》理论的理解和记忆。

本书可作《内经》教学参考之用，也可用作学习《内经》的入门读物。本书内容主要以新世纪全国高等中医药院校规划教材《内经选读》（王庆其主编）、《针灸医籍选读》（吴富东主编）之“《黄帝内经》选”为依据，按照《内经》篇目，对《内经》主要原文进行白话解释，力求保持经文的原汁原味，简明扼要，通俗易懂。其中，《内经选读》原教材分置于不同单元中的同一篇的经文，编写时酌情并于一处。全书内容的顺序与《内经选读》、《针灸医籍选读》之“《黄帝内经》选”基本相当，方便学生查阅。本书编写时吸取了学术界前辈们的研究心得，并得到广州中医药大学、南方医科大学中医药学院的大力支持，在此表示感谢。

本书编者虽系《内经》教学第一线的教师，对《内经》原文释义反复推敲，并在课堂上讲解多年，但因水平有限，难免有不当之处，诚望专家、读者批评指正，以利于今后修改提高。

编　者

2013年5月

编写说明

目　录

第一部分　《内经选读》

第二部分 《针灸医籍选读》中《黄帝内经》选

第一部分

《内经选读》

素问·上古天真论篇第一（节选）

【原文】

余闻上古之人，春秋皆度百岁，而动作不衰。今时之人，年半百而动作皆衰者，时世异耶？人将失之耶？岐伯对曰：上古之人，其知道者，法于阴阳，和于术数，食饮有节，起居有常，不妄作劳，故能形与神俱，而尽终其天年，度百岁乃去。今时之人不然也，以酒为浆，以妄为常，醉以入房，以欲竭其精，以耗散其真，不知持满，不时御神，务快其心，逆于生乐，起居无节，故半百而衰也。

【白话解】

我听说远古时代的人们，年龄大都能活到一百多岁，而动作不显得衰老。现在的人，年龄才到五十岁左右，动作便显得衰老了。是时代不同了？还是人丢掉了养生之术呢？岐伯回答说：远古时代的人，他们懂得养生之道的方法，能效法自然界寒暑往来的阴阳变化规律，使各种养生方法、技术与季节相一致，饮食有节制，作息有规律，不违背常规地劳作，所以能够使精神与形体健全和谐，而享尽自然寿命，活到一百多岁才去世。现在有些人就不是这样了，把酒作一般饮料饮用，把反常的生活方式当作正常的生活方式，酒醉之后肆行房事，因欲望使体内阴精枯竭，因嗜好将体内真气耗散殆尽，不懂得保持精气的盈满，不善于调摄自己的精神，贪图一时的快乐，违背生命之愿望，作息没有节律，所以活到五十岁左右就衰老了。

【原文】

夫上古圣人之教下也，皆谓之虚邪贼风，避之有时，恬惔虚无，真气从之，精神内守，病安从来。是以志闲而少欲，心安而不惧，形劳而不倦，气从以顺，各从其欲，皆得所愿。故美其食，任其服，乐其俗，高下不相慕，其民故曰朴。是以嗜欲不能劳其目，淫邪不能惑其心，愚智贤不肖，不惧于物，故合于道。所以能年皆度百岁，而动作不衰者，以其德全不危也。

【白话解】

远古时代，对养生之道有高度修养的人，教导人们时都说：异常气候和外来致病因素，要适时地避开；思想闲静，没有杂念，体内的正气就会顺从，精神守持于内，病邪怎么会侵犯人体呢？所以思想闲静而又少贪欲，心境安定而无恐惧之感，形体虽然劳动，但并不感到疲倦，人的正气得以调顺，都能顺其所欲，达其所愿。所以不论吃什么食物，都感觉很美味；不论穿什么衣服，都感觉很舒适；不论在什么样风俗环境下生活，都感觉很快乐。无论社会地位尊贵或卑贱，都能安于本位，不互相倾慕，这样的民众，可以说是淳朴敦厚！所以各种嗜好、欲望不能引起他们的注目，淫乱之事不能惑乱他们的心神。愚笨的人、聪明的人，贤良的人，不贤良的人，都能不为外界物欲所惊扰，因而符合养生之道的要求。所以他们能活到一百多岁而动作不显得衰老，就是因为这些人懂得修身养性之道，养生之道完备就不会有偏颇。

【原文】

帝曰：人年老而无子者，材力尽邪？将天数然也？岐伯曰：女子七岁，肾气盛，齿更发长；二七而天癸至，任脉通，太冲脉盛，月事以时下，故有子；三七，肾气平均，故真牙生而长极；四七，筋骨坚，发长极，身体盛壮；五七，阳明脉衰，面始焦，发始堕；六七；三阳脉衰于上，面皆焦，发始白；七七，任脉虚，太冲脉衰少，天癸竭，地道不通，故形坏而无子也。丈夫八岁，肾气实，发长齿更；二八，肾气盛，天癸至，精气溢写，阴阳和，故能有子；三八，肾气平均，筋骨劲强，故真牙生而长极；四八，筋骨隆盛，肌肉满壮；五八，肾气衰，发堕齿槁；六八，阳气衰竭于上，面焦，发鬓颁白；七八，肝气衰，筋不能动；八八，天癸竭，精少，肾藏衰，形体皆极，则齿发去。肾者主水，受五藏六府之精而藏之，故五藏盛，乃能写。今五藏皆衰，筋骨解堕，天癸尽矣，故发鬓白，身体重，行步不正，而无子耳。

帝曰：有其年已老而有子者何也？岐伯曰：此其天寿过度，气脉常通，而肾气有余也。此虽有子，男不过尽八八，女不过尽七七，而天地之精气皆竭矣。帝曰：夫道者，年皆百数，能有子乎？岐伯曰：夫道者，能却老而全形，身年虽寿，能生子也。

【白话解】

黄帝问：人到年老丧失生殖能力，是精力衰竭呢，还是自然赋予人类的寿命数所决定的呢？岐伯回答说：女子七岁左右，肾中精气开始旺盛，乳牙脱落，更换恒齿，头发开始茂盛；十四岁左右，肾中精气充盛产生的促进生殖功能发育成熟旺盛的精微物质——“天癸”，成熟并发挥作用，任脉通畅，冲脉气血旺盛，月经按时来潮，因而有了生育能力；二十一岁左右，肾气充满而均衡，智齿生出，发育健全；二十八岁左右，筋骨坚强有力，头发生长盛极，身体最为健全盛壮；三十五岁左右，阳明经脉气血开始衰减，面部出现发干，头发也开始脱落；四十二岁左右，太阳、阳明、少阳脉气衰减于头部，面部完全发干，头发开始变白；四十九岁左右，任脉空虚，冲脉的气血衰减，天癸枯竭，月经停止来潮，因而身体衰老，丧失了生育能力。男子八岁左右，肾气开始充实，头发开始茂盛，乳牙脱落，更换恒齿；十六岁左右，肾气旺盛，肾中精气充盛产生的促进生殖功能发育成熟旺盛的精微物质——“天癸”，成熟并发挥作用，精气盈满而能外泻，男女媾合，因而有了生育的能力；二十四岁左右，肾气充满而调和，筋骨强劲有力，智齿生出，发育健全；三十二岁左右，筋骨最为强健，肌肉丰满健壮；四十岁左右，肾气开始衰弱，头发开始脱落，牙齿开始枯槁；四十八岁左右，阳气从头面部开始衰减，面部发干，头发黑白相杂；五十六岁左右，肝气开始衰减，筋骨活动不灵活；六十四岁左右，天癸枯竭，生殖之精已经很少，肾气大衰，身体各部分都衰老了，牙齿头发脱落了。肾具有藏精的功能，接受五脏六腑的精气而藏，所以五脏精气盛，肾乃能泄精。如果五脏的功能都已衰退，筋骨日趋懈怠无力，是天癸竭极了，所以头发变白，身体感到沉重，行走不稳，因而丧失了生育能力。

黄帝问：有些人年纪已老却还有生育能力，这是什么道理呢？岐伯回答说：这些人自然寿命超过常度，气血经脉尚通畅，而且肾气总是充盛。这类人即使有生育能力，男子不超过六十四岁，女子不超过四十九岁，男女天癸精气就会枯竭。黄帝问：懂得并善于养生的人年龄都活到一百岁，还有生育能力吗？岐伯回答说：懂得并善于养生的人能防止衰老而保全身体，年龄虽然已至百岁，仍能生育子女。

素问·四气调神大论篇第二（节选）

【原文】

春三月，此谓发陈，天地俱生，万物以荣，夜卧早起，广步于庭，被发缓形，以使志生，生而勿杀，予而勿夺，赏而勿罚，此春气之应，养生之道也。逆之则伤肝，夏为寒变，奉长者少。

夏三月，此谓蕃秀，天地气交，万物华实，夜卧早起，无厌于日，使志无怒，使华英成秀，使气得泄，若所爱在外，此夏气之应，养长之道也。逆之则伤心，秋为痎疟，奉收者少，冬至重病。

秋三月，此谓容平，天气以急，地气以明，早卧早起，与鸡俱兴，使志安宁，以缓秋刑，收敛神气，使秋气平，无外其志，使肺气清，此秋气之应，养收之道也。逆之则伤肺，冬为飧泄，奉藏者少。

冬三月，此谓闭藏，水冰地坼，无扰乎阳，早卧晚起，必待日光，使志若伏若匿，若有私意，若已有得，去寒就温，无泄皮肤，使气亟夺，此冬气之应，养藏之道也。逆之则伤肾，春为痿厥，奉生者少。

【白话解】

自立春日起至立夏前一日期间，是阳气生发，万物复苏，植物萌生的春季，自然界生机勃勃，万物欣欣向荣，人应该晚睡早起，在庭院大步行走，披散开头发，解开衣带，舒缓形体，使精神情志顺着春天生发之气而活动。调摄人的精神情志，犹如保护万物的生机，不可滥行杀伐，要多施与，少敛夺，多褒扬，少鞭挞，向大自然施以爱心。这就是顺应春气，保养春生之气的规律。违背这一规律，就会伤害肝气，到了夏天还会发生寒性的病变。这是由于春季失于调摄，供养夏长之气不足所致。

自立夏日起至立秋前一日期间，是万物繁茂秀美的夏季。天地阴阳之气交合，万物繁茂充实，人应该入夜就睡，早早起床，不要厌恶天长，使精神情志平和不躁，犹如花草抽穗一样旺盛，使体内阳气宣发于外，好像所爱之物在外，这就是顺应夏气，保养夏长之气的规律。违背这一规律，就会伤害心气，到了秋天还会发生疟疾。这是由于夏季失于调摄，土气供养金气不足所致。

自立秋日起至立冬前一日期间，是万物成熟，收获大地的果实。秋季风清劲急，万物萧条，山川清肃景净，人应该早睡早起，起床时间与鸡开始活动的时间一致，使神志安宁平静，以避秋季肃杀之气。收敛神气，使气平和，不让精神情志外泄，使肺气清肃，这就是顺应秋气，保养秋收之气的规律。违背这一规律，就会伤害肺气，到了冬天还会发生完谷不化的泄泻。这是由于秋季失于调摄，供养冬藏之气不足所致。

自立冬日起至立春前一日期间，是阳气内伏，万物潜藏的冬季。水结冰、地冻裂，人不要扰动体内的阳气，应该早睡晚起，一定要到太阳升起时再起床。使神志内藏，安静自若，如有隐私不能外泄，如获心爱之物而窃喜，还要远离严寒之地，靠近温暖之所，不要使皮肤过多出汗，导致阳气频繁耗伤。这就是顺应冬气，保养冬藏之气的规律。违背这一规律，就会伤害肾气，到了春天还会发生四肢软弱无力而逆冷的病证。这是由于冬季失于调摄，供养春生之气不足所致。

【原文】

夫四时阴阳者，万物之根本也。所以圣人春夏养阳，秋冬养阴，以从其根，故与万物沉浮于生长之门。逆其根，则伐其本，坏其真矣。故阴阳四时者，万物之终始也，死生之本也，逆之则灾害生，从之则苛疾不起，是谓得道。道者，圣人行之，愚者佩之。从阴阳则生，逆之则死，从之则治，逆之则乱。反顺为逆，是谓内格。是故圣人不治已病治未病，不治已乱治未乱，此之谓也。夫病已成而后药之，乱已成而后治之，譬犹渴而穿井，斗而铸锥，不亦晚乎！

【白话解】

四时阴阳盛衰变化是自然万物生长收藏变化的根本。所以，对养生之道有高度修养的人在春夏季节要顺应自然界生长规律调养阳气，在秋冬季节要顺应自然界收藏规律调养阴气，顺应万物生存的根本，所以人与万物一样在生长收藏的生命过程中运动不息。如果违背四时阴阳变化的根本，就会伤伐生命的本元，败坏人体的真气。所以四时阴阳之气的变化，是万物的起点和终点，是生死的根本。违背四时阴阳变化，灾害就会产生；顺从四时阴阳变化，疾病就不会产生。这就是说彻悟了养生理论，并能正确采用了养生方法。养生之道，智慧超常的人奉行它；愚昧的人违背它。顺从四时阴阳变化就能生存，违背四时阴阳变化，人就会死亡；顺从四时阴阳变化，人就正常，违背四时阴阳变化就会生病。把顺从变为违背，就是说人体内在生理性能与自然界四时阴阳变化不相协调。所以圣人不是在生病之后才去治疗，而是在还没有生病的时候就进行预防；不是在国家发生混乱之后才去治理，而是在还没有混乱的时候就进行预防，就是这个道理。如果生病之后才去治疗，国家混乱之后才去治理，就好像是口渴后才去掘井，战斗已经开始后才去铸造兵器一样，不是太晚了吗？

灵枢·天年第五十四

【原文】

黄帝问于岐伯曰：愿闻人之始生，何气筑为基，何立而为楯，何失而死，何得而生？岐伯曰：以母为基，以父为楯。失神者死，得神者生也。

黄帝曰：何者为神？岐伯曰：血气已和，荣卫已通，五藏已成，神气舍心，魂魄毕具，乃成为人。

黄帝曰：人之寿夭各不同，或夭寿，或卒死，或病久，愿闻其道。岐伯曰：五藏坚固，血脉和调，肌肉解利，皮肤致密，营卫之行，不失其常，呼吸微徐，气以度行，六府化谷，津液布扬，各如其常，故能长久。

黄帝曰：人之寿百岁而死，何以致之？岐伯曰：使道隧以长，基墙高以方，通调营卫，三部三里起，骨高肉满，百岁乃得终。

【白话解】

黄帝向岐伯问道：希望听听人的生命在开始的时候，是以什么作为基础，以什么为防卫，失去什么就会死亡，得到什么才能保持活力？岐伯回答说：人体胚胎的形成，以母血为基础，父精做遮蔽与捍卫，阴阳互用，促使其发育成长。丧失了作为生机之本的神气，人就会死去；获得了作为生机之本的神气，人就能保持活力。

黄帝问：什么是神呢？岐伯说：当人体气血合和，营卫已经贯通，五脏已经形成，作为生机之本的神气亦会随之产生而藏于心，魂魄意识也会随之显现而具备，这样，健全的人就诞生了。

黄帝问：人的寿命长短各不同，有的短寿，有的长寿，有的突然死亡，有的患病之后久治不愈，希望听听其中的道理。岐伯回答说：五脏发育良好，功能健全，血脉调畅无阻，肌肉分理间隙华润，气道通畅，皮肤固密，营卫的运行不失去各自常规，呼吸调匀，不粗不疾，气血运行速度与呼吸次数保持一定的比例，气顺应度而流动，六腑能传化饮食水谷，津液能敷布濡养全身，人体的一切都能发挥其正常作用，那么人就能长寿了。

黄帝问：有些人可活到百岁而死去，怎样才能知道呢？岐伯回答说：人鼻孔深而人中长，面部四旁骨骼方正，营卫的运行通畅和谐，颜面的上（额角）、中（鼻头）、下（下颌）三部骨骼高起，肌肉丰满，这样的人能活到百岁而终其天年。

【原文】

黄帝曰：其气之盛衰，以至其死，可得闻乎？岐伯曰：人生十岁，五藏始定，血气已通，其气在下，故好走。二十岁，血气始盛，肌肉方长，故好趋。三十岁，五藏大定，肌肉坚固，血脉盛满，故好步。四十岁，五藏六府十二经脉，皆大盛以平定，腠理始疏，荣华颓落，发颇斑白，平盛不摇，故好坐。五十岁，肝气始衰，肝叶始薄，胆汁始灭，目始不明。六十岁，心气始衰，苦忧悲，血气懈惰，故好卧。七十岁，脾气虚，皮肤枯。八十岁，肺气衰，魄离，故言善误。九十岁，肾气焦，四藏经脉空虚。百岁，五藏皆虚，神气皆去，形骸独居而终矣。

黄帝曰：其不能终寿而死者，何也？岐伯曰：其五藏皆不坚，使道不长，空外以张，喘息暴疾，又卑基墙，薄脉少血，其肉不石，数中风寒，血气虚，脉不通，真邪相攻，乱而相引，故中寿而尽也。

【白话解】

黄帝问：在人的一生中，气血盛衰变化，以至最终死亡的原因，能讲给我听听吗？岐伯回答说：人长到十岁的时候，五脏刚刚定型，血气运行已经畅通，人的生气处在下肢，所以喜好跑动。到二十岁，血气开始旺盛，肌肉正发育生长，所以喜欢快步行走。三十岁时，五脏已完全发育成熟，肌肉强健发达，血脉旺盛充盈，所以喜欢稳步行走。到了四十岁，五脏六腑十二经脉，都达到旺盛并稳定下来，腠理开始疏松，面部光泽衰退，头发黑白相间，精气盛到极限不再发育了，所以喜欢坐。到五十岁，肝气就开始衰弱，肝叶开始萎缩，胆汁开始减少，眼睛开始昏花。到六十岁，心气开始衰弱，经常因衰老导致忧愁悲伤苦恼，血气衰弱，肢体困顿懒惰，所以喜欢躺卧。七十岁，脾气虚弱，皮肤干枯不泽。八十岁时，肺气衰弱，魂魄离散，所以言谈易出现错误。九十岁，肾中精气枯竭，肝心脾肺四脏的经脉气血都空虚了。到了百岁，五脏的经脉气血都已空虚，神气都离开躯体，只有形骸存在，因而生命终结。

黄帝问：有些人不能享尽自然所赋予的年寿而死亡，这是为什么呢？岐伯说：是由于他们的五脏都不强健，人中不长，鼻孔向外张大，呼吸急促，面部瘦薄，骨肉塌陷，脉小血少，肌肉松弛不坚实，屡屡受到风寒侵袭，血气更虚，血脉不通利，正邪相互斗争，使气血紊乱，功能失调，反而引邪深入，所以活到寿命的半数就会过早死去。

素问·阴阳应象大论篇第五（节选）

【原文】

黄帝曰：阴阳者，天地之道也，万物之纲纪，变化之父母，生杀之本始，神明之府也，治病必求于本。

故积阳为天，积阴为地。阴静阳躁，阳生阴长，阳杀阴藏。阳化气，阴成形。寒极生热，热极生寒；寒气生浊，热气生清；清气在下，则生飧泄；浊气在上，则生䐜胀，此阴阳反作，病之逆从也。

故清阳为天，浊阴为地。地气上为云，天气下为雨；雨出地气，云出天气。故清阳出上窍，浊阴出下窍；清阳发腠理，浊阴走五藏；清阳实四支，浊阴归六府。

【白话解】

黄帝说：阴阳是自然界的法则和规律，是归纳事物的纲领，是事物变化的根源，也是事物产生与消亡的缘由。阴阳是产生自然界万物运动变化内在动力的场所。治疗疾病必须探求阴阳。

轻清的物质向上升腾，积聚为天；重浊的物质向下沉降，凝聚为地。阴性柔而主安静，阳性刚而主躁动。阳既能生万物，亦能杀万物；阴既能长万物，亦能藏万物。阳性动而升散，故能变化为无形之气；阴性静而凝滞，故能凝聚为有形之体。在一定条件下，寒冷到极点，能转变为热，这就是阴转变为阳；炎热到极点，也能转变为寒冷，这就是阳转化为阴。寒气凝滞，所以能生成重浊的阴；热气升散，所以能生成清轻的阳。如果人体中的清阳之气下陷而不上升，就会产生完谷不化的泄泻；浊阴之气堵塞在上而不下降，就会产生胸膈胀满。这就是阴阳的规律反常，疾病是由于阴阳之逆行导致的。

清阳之气上升、蒸腾而成为天，浊阴之气下降、凝聚而成为地。地气受阳热的蒸腾上升为云，天气受阴寒而凝聚下降为雨，雨生成地气，云变为天气。所以，人体吸入的自然界之气和饮食水谷之气化生的清阳出于头面官窍，产生声音和嗅、视、听觉等功能；产生的浊阴变为粪、尿由前后二阴排出体外。清阳之气发散于肌肤、脏腑间隙以温养之；浊阴之气趋向五脏贮藏而濡养之。饮食水谷所化生的清阳之气充实到四肢，使四肢温度正常，运动轻便灵活；产生的浊阴之气，归于六腑。

【原文】

水为阴，火为阳。阳为气，阴为味。味归形，形归气，气归精，精归化，精食气，形食味，化生精，气生形。味伤形，气伤精，精化为气，气伤于味。

阴味出下窍，阳气出上窍。味厚者为阴，薄为阴之阳；气厚者为阳，薄为阳之阴。味厚则泄，薄则通；气薄则发泄，厚则发热。壮火之气衰，少火之气壮，壮火食气，气食少火，壮火散气，少火生气。

气味，辛甘发散为阳，酸苦涌泄为阴。

【白话解】

水润下流而寒，故为阴；火炎上而热，故为阳。药物饮食之气，因其无形而升散，故为阳。药物饮食之味，因其有质而沉降，故为阴。药物饮食五味有滋养人之形体作用，而形体又依赖真气的充养。药物饮食之气有化生人体阴精的作用，而人体的阴精又依赖气化功能产生。精气依赖吸取药物饮食之气而生，形体依赖吸取药物饮食之味而生。形体的气化功能可以化生精，药物饮食之气也可滋养形体。药物饮食之味太过会损伤形体，药物饮食之气太过会损伤精气。阴精化生人体的元气，人体的元气由于药物饮食之味太过耗伤。

浊阴之味属阴，多沉降下行而走下窍；轻清之气属阳，多升散上行而达上窍。味为阴，味浓为阴中之阴，味淡为阴中之阳；气为阳，气强为阳中之阳，气弱为阳中之阴。味厚为阴中之阴，有泄泻作用；味薄为阴中之阳，有通利小便作用；气薄为阳中之阴，有发汗解表作用；气厚为阳中之阳，有助阳发热作用。

药食气味纯阳者易化为壮火令正气虚衰；药物饮食气味温和者易化为少火令正气盛壮。药物饮食的纯阳作用销蚀耗散人体的元气，人体的元气赖药物饮食的温和作用；药物饮食的纯阳作用耗散人体的元气，药物饮食的温和作用补养人体的元气。

药物饮食的气味，辛走气而性散，甘走脾而灌溉四旁，所以辛甘为阳而有发散作用；酸主收敛，又依赖春生木性而上涌，苦主泻下，又炎上作苦，所以酸苦为阴而有涌泻作用。

【原文】

阴胜则阳病，阳胜则阴病。阳胜则热，阴胜则寒。重寒则热，重热则寒。

寒伤形，热伤气；气伤痛，形伤肿。故先痛而后肿者，气伤形也；先肿而后痛者，形伤气也。

风胜则动，热胜则肿，燥胜则干，寒胜则浮，湿胜则濡写。

天有四时五行，以生长收藏，以生寒暑燥湿风。人有五藏化五气，以生喜怒悲忧恐。故喜怒伤气，寒暑伤形。暴怒伤阴，暴喜伤阳。厥气上行，满脉去形。喜怒不节，寒暑过度，生乃不固。故重阴必阳，重阳必阴。故曰：冬伤于寒，春必温病；春伤于风，夏生飧泄；夏伤于暑，秋必痎疟；秋伤于湿，冬生咳嗽。

【白话解】

过用酸苦涌泄药，则机体阳气损伤；过用辛甘发散药，则机体阴精耗损。用辛甘药太过，就产生热病；用酸苦药太过，就产生寒病。久服酸苦药则易从木火热化，久服辛甘药则易从凉湿寒化。

寒邪伤人的形体，热邪伤人气分。气无形，气伤则气机阻滞不通，不通则痛；形有象，形伤则象变，而为肿。先出现疼痛，后出现肿，是先伤了气而后伤及形体；先出现肿，后出现疼痛，是先伤了形体而后伤及了气。

风邪太过，产生动摇、震颤、拘急抽搐等证；火热太过并内郁，营气壅滞肉理，聚为痈疡红肿；燥邪太过，会使人体津液受到消耗，表现出各种干燥的症状；寒为阴邪，寒邪太过，易伤阳气，阳气不行，聚水成为浮肿；湿邪太过，脾为湿困，不能运化水谷，故引起泄泻稀溏。

自然界有春夏秋冬四时交替，有木、火、土、金、水五行变化，形成了生长化收藏的规律，产生了寒暑燥湿风气候。人有心、肝、脾、肺、肾五脏，化生了五脏之气，产生喜、怒、悲、忧、恐五种情志。所以，喜怒等七情太过伤人的气机；寒暑等六淫邪气伤人的形体。暴怒则肝气盛则化火，故伤阴；暴喜则心气弛缓而神逸，故伤阳。逆乱之气上行，满于经脉，神气浮越，去离形骸（从而出现昏厥或神志异常）。喜怒等情志不节制，寒暑等邪气过度，生命就不能牢固。所以阴极而阳生，阳极而阴生。所以说，冬季感受寒邪，不即时发病，到来年春天阳气发越，产生温热疾病。春季感受风邪，不即时发病，留连于夏季，克伐脾土，产生完谷不化的泄泻。夏季感受暑邪，暑汗不出，暑热内伏，至秋季，新凉外束，寒热交争，产生寒热往来的疟疾。夏秋之交感受湿邪，湿伏不发，困脾伤阳，使脾失健运，痰湿内生而阻肺，遇冬寒引发而生咳嗽。

【原文】

帝曰：余闻上古圣人，论理人形，列别藏府，端络经脉，会通六合，各从其经；气穴所发，各有处名；溪谷属骨，皆有所起；分部逆从，各有条理；四时阴阳，尽有经纪。外内之应，皆有表里。其信然乎？

岐伯对曰：东方生风，风生木，木生酸，酸生肝，肝生筋，筋生心，肝主目。其在天为玄，在人为道，在地为化。化生五味，道生智，玄生神。神在天为风，在地为木，在体为筋，在藏为肝，在色为苍，在音为角，在声为呼，在变动为握，在窍为目，在味为酸，在志为怒。怒伤肝，悲胜怒；风伤筋，燥胜风；酸伤筋，辛胜酸。

南方生热，热生火，火生苦，苦生心，心生血，血生脾，心主舌。其在天为热，在地为火，在体为脉，在藏为心，在色为赤，在音为徵，在声为笑，在变动为忧，在窍为舌，在味为苦，在志为喜。喜伤心，恐胜喜；热伤气，寒胜热；苦伤气，咸胜苦。

中央生湿，湿生土，土生甘，甘生脾，脾生肉，肉生肺，脾主口。其在天为

湿，在地为土，在体为肉，在藏为脾，在色为黄，在音为宫，在声为歌，在变动为哕，在窍为口，在味为甘，在志为思。思伤脾，怒胜思；湿伤肉，风胜湿；甘伤肉，酸胜甘。

西方生燥，燥生金，金生辛，辛生肺，肺生皮毛，皮毛生肾，肺主鼻。其在天为燥，在地为金，在体为皮毛，在藏为肺，在色为白，在音为商，在声为哭，在变动为咳，在窍为鼻，在味为辛，在志为忧。忧伤肺，喜胜忧；热伤皮毛，寒胜热；辛伤皮毛，苦胜辛。

北方生寒，寒生水，水生咸，咸生肾，肾生骨髓，髓生肝，肾主耳。其在天为寒，在地为水，在体为骨，在藏为肾，在色为黑，在音为羽，在声为呻，在变动为慄，在窍为耳，在味为咸，在志为恐。恐伤肾，思胜恐；寒伤血，燥胜寒；咸伤血，甘胜咸。

故曰：天地者，万物之上下也；阴阳者，血气之男女也；左右者，阴阳之道路也；水火者，阴阳之征兆也；阴阳者，万物之能始也。故曰：阴在内，阳之守也；阳在外，阴之使也。

【白话解】

黄帝问：我听说上古时代对医学有很高修养的人，讨论人体的形态结构，罗列辨别脏腑的位置、性能等，予以归类。从经脉所包罗的内容中，整理出头绪，以推求经脉的起止与分布等，融会贯通六合理论，各依循经脉及其所属脏腑的联系；经脉所输注的孔穴，都有一定的部位和名称；大小分肉与其连属的骨节，都有它们的起止部位；皮部中的浮络，分为三阴三阳，有顺行与逆行的不同，都有条理；四时阴阳的变化，都有一定的规律。外界环境与人体内部的脏腑经脉相互对应，也都有表里相合的关系。这些说法都是真的吗？

岐伯回答说：东部多风，风动则木荣，木气化生酸味，酸味能滋养肝脏，肝脏气血营养筋脉，筋有柔韧能屈能伸的特点，与木气相应，在五行关系中，木能生火，而心属火，所以说筋生心火。肝与目有经脉的内在联系，所以说肝主管目。阴阳五行的变化，在天表现为幽远微妙难知的自然现象，在人成为事物的抽象规律，在地呈现万物的生化，而生化的作用产生人类食用、药用的动、植、矿物的滋味，通晓事物的规律可以产生智慧，幽远微妙难知的天象产生阴阳不测的变化。这种阴阳五行变化的力量，在天便是六气中的风，在地便是五行里的木，在人体便是五体中的筋，在内脏便是五脏中的肝，在颜色便是五色中青，在音律便是五音中的角，在发声便是五声中的长叹气，在疾病症状便是搐搦握拳，在孔窍便是五官中的目，在滋味便是五味中的酸，在情志便是五志中的怒。根据情志与五脏相应的关系，大怒能够损害肝脏，而按照五行生克道理，悲可以制约怒；根据六气、五味与人体的相应关系，风邪易伤筋，酸味太过也易伤筋。按照五行相克道理，燥气可以战胜风邪，辛味则能制约酸味。

南方炎热，热极则生火，火气化生苦味，苦味能够滋养心脏，心脏能生血。在五行关系中，火能生土，而脾属土，所以说血生脾。心脏与舌有经络的内在联系，所以说心主管舌。这种阴阳五行变化的力量，在天便是六气中的暑热，在地便是五行中的火，在人体便是五体中的脉管，在内脏便是五脏中的心，在颜色便是五色中的赤，在音律便是五音中的徵，在发声便是五声中的笑，在疾病症状便是气逆，在孔窍便是五官中的舌，在滋味便是五味中的苦，在情志便是五志中的喜。根据情志与五脏相应的关系，暴喜能够损害心脏，而按照五行相克道理，恐则制约喜；根据六气、五味与人体相应关系，热邪易伤气，苦味太过易伤气。按照五行相克道理，寒气可以战胜热邪，咸味则能制约苦味。

中部地区较潮湿，湿润则土气旺而万物生，土气化生甘味，甘味能够滋养脾脏，脾脏能使肌肉生长旺盛。在五行关系中，土能生金，而肺属金，所以说肉生肺。脾脏与口有特殊的内在联系，所以说脾主管口。这种阴阳五行变化的力量，在天便是六气中的湿，在地便是五行中的土，在人体便是五体中的肉，在内脏便是五脏中的脾，在颜色便是五色中的黄，在音律便是五音中的宫，在发声便是五声中的歌，在疾病症状便是呃逆，在孔窍便是五官中的口，在滋味便是五味中的甘，在情志便是五志中的思。根据情志与五脏相应的关系，思虑过度能够损伤脾脏，而按照五行相克道理，怒可以制约思；根据六气、五味与人体的相应关系，湿邪易伤肌肉，甘味太过易伤肌肉。而按照五行相克道理，风气可以战胜湿邪，酸味能制约甘味。

西部干燥，燥则刚劲为金气所生，金气化生辛味，辛味能够滋养肺脏，肺脏能使皮肤和毛发健康。在五行关系中，金能生水，而肾属水，所以说皮毛生肾。肺脏与鼻有特殊的内在联系，所以说肺主管鼻。这种阴阳五行变化的力量，在天便是六气中的燥，在地便是五行中的金，在人体便是五体中的皮毛，在内脏便是五脏中的肺，在颜色便是五色中的白，在音律便是五音中的商，在发声便是五声中的哭，在疾病症状便是咳嗽，在孔窍便是五官中的鼻，在滋味便是五味中的辛，在情志便是五志中的忧。根据情志与五脏的相应关系，过度忧伤能够损害肺脏，而按照五行相克道理，喜悦可以制约忧伤；根据六气、五味与人体相应的关系，燥邪易伤皮毛，辛味太过易伤皮毛。按照五行相克道理，热气可以战胜燥邪，苦味能制约辛味。

北方寒冷，寒气阴凝其化为水，水气化生咸味，咸味能够滋养肾脏，肾脏能使骨髓充满。在五行关系中，水能生木，而肝属木，所以说髓生肝。肾脏与耳有特殊的内在联系，所以说肾主管耳。这种阴阳五行变化的力量，在天便是六气中的寒，在地便是五行中的水，在人体便是五体中的骨，在内脏便是五脏中的肾，在颜色便是五色中的黑，在音律便是五音中的羽，在发声便是五声中的呻吟，在疾病症状便是战栗，在孔窍便是五官中的耳，在滋味便是五味中的咸，在情志便是五志中的恐。根据情志与五脏相应的关系，过度恐惧能够损害肾脏。而按照五行相克道理，思可以制约恐；根据六气、五味与人体的相应关系，寒邪易伤血，咸味太过易伤血。按照五行相克道理，燥气可以战胜寒邪，甘味能制约咸味。

所以说：天在上为阳，地在下为阴；阴阳是血气与男女之相对；左与右是阴阳六气升降运动不息的道路；水性寒，火性热，是阴阳的象征；阴阳的变化，是万物生成的原始动力。所以说，阴气居于内，为阳气的主持；阳气居于外，为阴气的役使。

【原文】

帝曰：法阴阳奈何？岐伯曰：阳胜则身热，腠理闭，喘麤为之俛仰，汗不出而热，齿干以烦冤，腹满，死，能冬不能夏。阴胜则身寒、汗出，身常清，数慄而寒，寒则厥，厥则腹满，死，能夏不能冬。此阴阳更胜之变，病之形能也。

【白话解】

黄帝问：在医学里，如何具体仿效阴阳的法则或规律呢？岐伯说：在分析疾病性质方面，如果阳邪盛则身体发热，由于皮肤及肌肉纹理紧闭，热气不能发散出去，还会引起呼吸急粗困难，前俯后仰。汗液排不出去，发热会越来越厉害，阳热之气太盛，消耗了阴精，使牙齿干燥，心里烦闷不舒，若再有腹部胀满，一般来说预后都不好。这种病属于阳气过盛，所以患者在冬季或许还能支持，但却耐受不了夏季的炎热。如果阴邪盛，病人就会怕冷，由于阳气太虚不能固护体表，所以患者容易出汗，身体常有清冷的感觉，频频战栗而发冷，甚至四肢厥冷。若已经出现四肢厥冷，再见到腹部胀满，一般来说预后都不好。因为这种病属于阴气过盛，所以患者在夏季或许还能支持，但却耐受不住冬季的严寒。这就是阴阳盛衰交替变化所表现的病态。

【原文】

帝曰：调此二者奈何？岐伯曰：能知七损八益，则二者可调；不知用此，则早衰之节也。年四十，而阴气自半也，起居衰矣；年五十，体重，耳目不聪明矣；年六十，阴萎，气大衰，九窍不利，下虚上实，涕泣俱出矣。故曰：知之则强，不知则老，故同出而名异耳。智者察同，愚者察异。愚者不足，智者有余；有余则耳目聪明，身体轻强，老者复壮，壮者益治。是以圣人为无为之事，乐恬惔之能，从欲快志于虚无之守，故寿命无穷，与天地终。此圣人之治身也。

【白话解】

黄帝说：调摄阴阳的办法怎样呢？岐伯曰：能够懂得并合理运用七损八益的方法，阴阳就能调和；如果不懂得这个道理，过早衰老按阶段次第出现。年龄到四十岁，肾气已自然衰减了一半，起居动作衰退；到五十岁，身体沉重，耳不聪，目不明了；到六十岁，肾气大衰，出现阳事不举，九窍不通利，阳气衰于下而阴气上逆，因而眼泪鼻涕经常会不知不觉地流出来。所以说，懂得七损八益之道则身体强壮，而不懂得七损八益之道则身体易衰老。生命同出于天地阴阳之精气，结果却强老之名不同。明智的人，通过观察知凡人之精气同源于天地；愚钝的人，通过观察只见到人有壮、老、寿、夭的不同现象。愚钝的人常感正气不足，明智的人常能正气有余，正气有余则耳目聪明，身体轻健有力，年老者能焕发青春，保持壮年，壮年者就会更加强健了。所以最明达事理的人，顺乎自然，以安闲清静为最大快乐，乐于保持恬惔的情态，居守于快乐自如的虚无境界，因而可以长寿。这就是最明达事理的人的养生。

【原文】

故善用针者，从阴引阳，从阳引阴，以右治左，以左治右，以我知彼，以表知里，以观过与不及之理，见微得过，用之不殆。

【白话解】

因而针刺技术高明的医生，针刺阳分或者阴分，能够调节相对一方经脉的虚实盛衰，左病刺右，右病刺左，以自身正常状态对比病人的异常状态，以在表的症状了解在里的病变，以审察病邪太过或是正气不及的病机，在疾病初起的时候便能知道病邪之所在。运用上述诊治方法，就不会发生延误病情的危险了。

【原文】

善诊者，察色按脉，先别阴阳；审清浊，而知部分；视喘息、听音声，而知所苦；观权衡规矩，而知病所主；按尺寸，观浮沉滑涩，而知病所生。以治无过，以诊则不失矣。

【白话解】

诊断技术高明的医生，诊断病人的色泽和脉象，首先辨别是属阴或属阳；审察面部色泽的清浊，可测知疾病的部位或疾病的阴阳属性；观察病人的呼吸和辨别病人发出的声音，可测知患者的痛苦；观察四时脉象的变化，了解气血盛衰的情况，可测知病为何脏所主；按尺肤与寸口，根据其浮、沉、滑、涩等不同情况，可测知疾病发生的原因。把这些原则运用于治疗则不会发生差错，运用于诊断则不会发生过失。

【原文】

故曰：病之始起也，可刺而已，其盛，可待衰而已。故因其轻而扬之，因其重而减之，因其衰而彰之。形不足者，温之以气；精不足者，补之以味。其高者，因而越之，其下者，引而竭之；中满者，写之于内；其有邪者，渍形以为汗；其在皮者，汗而发之；其慓悍者，按而收之；其实者，散而写之。审其阴阳，以别柔刚，

阳病治阴，阴病治阳，定其血气，各守其乡，血实宜决之，气虚宜掣引之。

【白话解】

所以说，在病初起的时候，可用针刺的方法而痊愈；对某些疾病，尤其是那些周期性发作的疾病，当其邪气方盛时，不可迎其势而刺治，等待病势稍衰时再进行刺治。病邪轻浅的病证，当用质轻而升散的药剂或方法治疗，以驱邪外出。病情深重者，应逐步攻减邪气。气血虚衰的病证，要用补益的方法，使气血充盛而彰显。形体虚弱者，需用益气的方法予以温补；阴精不足的病证，当用味厚的药食进行滋养。病位高，邪在上焦时，应因势利导，运用升散、涌吐的方药治之。病位低，邪在下焦者，亦当因势利导，运用荡涤、疏利的方药引导邪气从下而去。对中焦胀满的病证，以消导的方药，使积滞消除于内。如果邪气在体表，用汤液浸渍、熏蒸形体肌肤，使其出汗。若邪气在皮毛，可以用发汗法驱散外邪；对病势急猛的患者，医工需迅速采取措施，制伏病势；病属于实证的，表实散，里实泻。审察证候属阴、属阳，分别采用滋补法和攻泻法。病在阴的，可治阳；病在阳的，可治阴。要平定气血，各守其位。血分邪气壅盛，血行不畅而瘀滞者，治疗宜疏通脉道，常以针刺破血或以药物活血通瘀。气虚的，可以用补气升提的方法治疗。

素问·阴阳离合论篇第六（节选）

【原文】

阴阳者，数之可十，推之可百，数之可千，推之可万，万之大，不可胜数，然其要一也。

【白话解】

天地阴阳的范围，极其广泛，在具体运用时，经过进一步推演，则可以由十到百，由百到千，由千到万，再演绎下去，甚至是数不尽的，然而其总的原则仍不外乎对立统一的阴阳道理。

素问·六微旨大论篇第六十八（节选）

【原文】

帝曰：其升降何如？岐伯曰：气之升降，天地之更用也。

帝曰：愿闻其用何如？岐伯曰：升已而降，降者谓天；降已而升，升者谓地。天气下降，气流于地；地气上升，气腾于天。故高下相召，升降相因，而变作矣。

【白话解】

黄帝问：天地之六气的升降是怎样的呢？岐伯说：气的升降，是在天之气和在地之气相互作用而更换的结果。

黄帝说：希望听听它们的相互作用是怎样的？岐伯说：地气升极则下降，下降是天气的作用；天气降极则上升，上升是地气的作用。天气下降，气就下流至地；地气上升，气就蒸腾于天。由于天气和地气的相互感合，上升和下降的互为因果，因而产生自然界无尽的变化。

【原文】

成败倚伏生乎动，动而不已，则变作矣。

帝曰：有期乎？岐伯曰：不生不化，静之期也。

帝曰：不生化乎？岐伯曰：出入废，则神机化灭；升降息，则气立孤危。故非出入，则无以生长壮老已；非升降，则无以生长化收藏。是以升降出入，无器不有。故器者生化之宇，器散则分之，生化息矣。故无不出入，无不升降。化有小大，期有近远。四者之有，而贵常守，反常则灾害至矣。

【白话解】

生成与衰败相互潜伏的因果关系在于运动，不断的运动，就会发生变化。

黄帝问：运动有限定的时间吗？岐伯说：没有生，没有化，就是静止消亡的时候。

黄帝说：物有不生不化吗？岐伯说：出入运动没有了，生化之机也就毁灭了；升降运动停止了，气的运行也就孤立危急了。因此，没有出入，就不会有新生、成长、壮实、衰老和死亡；没有升降，也就不会有新生、成长、变化、收敛与闭藏。所以升降出入运动，是没有一种形体器官所不具备的。因而形体器官是生化的处所，如果形体瓦解，生化也就停止。因此说，任何形体，无不存有出入升降之机。他们之间仅仅有生化大小和时间长短的区别。升降出入四者的存在，必须保持正常，否则就要发生灾害。

素问·灵兰秘典论篇第八（节选）

【原文】

黄帝问曰：愿闻十二藏之相使，贵贱何如？岐伯对曰：悉乎哉问也，请遂言之。心者，君主之官也，神明出焉。肺者，相傅之官，治节出焉。肝者，将军之官，谋虑出焉。胆者，中正之官，决断出焉。膻中者，臣使之官，喜乐出焉。脾胃者，仓廪之官，五味出焉。大肠者，传导之官，变化出焉。小肠者，受盛之官，化物出焉。肾者，作强之官，伎巧出焉。三焦者，决渎之官，水道出焉。膀胱者，州都之官，津液藏焉，气化则能出矣。凡此十二官者，不得相失也。故主明则下安，以此养生则寿，殁世不殆，以为天下则大昌。主不明则十二官危，使道闭塞而不

通，形乃大伤，以此养生则殃，以为天下者，其宗大危，戒之戒之！

【白话解】

黄帝问道：希望听听人体六脏六腑这十二个脏之间相互为用的关系，权位高低，功能主要次要之分是怎样的呢？岐伯回答说：你问的真详细呀！请让我谈谈这个问题。心，好比君主，人的精神意识思维活动都由此而出。肺，好比辅助君主治理国家大事的丞相，佐心以调气血、行营卫、治理诸脏。肝，好比智勇的将军，发挥计谋、推测考虑。胆性正直而刚毅，具有正确的判断能力。膻中，像内臣负责传达君主的喜乐意志。脾和胃好像贮藏粮食的仓库，贮藏和消化食物，吸收食物的营养成分。大肠管理转送运输，能使糟粕变为粪便排出体外。小肠接受容纳经胃初步消化的食物，并化生出食物精华以营养全身。肾精力充沛，人智巧的能力由此而出。三焦疏通水道，主持周身水道。膀胱是津液所聚之处，藏尿液，肾气的气化作用则能使尿液排出体外。以上这十二脏，相互之间不能失去协调。所以心主神明正常，各脏腑正常，这样保养生命使人长寿，终身不会有疾危，以此来治理天下，国家昌盛。心主神明不正常，十二脏就会发生危险，相互联系的通道闭塞不通，形体就大受损伤，以此养生则生命就会危险，以此来治理天下，国家政权就会发生危险，还是应该谨慎又谨慎的啊！

素问·六节藏象论篇第九（节选）

【原文】

帝曰：藏象何如？岐伯曰：心者，生之本，神之变也；其华在面，其充在血脉，为阳中之太阳，通于夏气。肺者，气之本，魄之处也；其华在毛，其充在皮，为阳中之太阴，通于秋气。肾者，主蛰，封藏之本，精之处也；其华在发，其充在骨，为阴中之少阴，通于冬气。肝者，罢极之本，魂之居也；其华在爪，其充在筋，以生血气，其味酸，其色苍，此为阳中之少阳，通于春气。脾、胃、大肠、小肠、三焦、膀胱者，仓廪之本，营之居也，名曰器，能化糟粕，转味而入出者也；其华在唇四白，其充在肌，其味甘，其色黄，此至阴之类，通于土气。凡十一藏取决于胆也。

【白话解】

黄帝问：藏象是怎样的呢？岐伯说：心是生命的根本，为神的居处，其荣华在面部，其充养在血脉，为阳中的太阳，与夏气相通。肺是气的根本，为魄的居处，其荣华在毫毛，其充养在皮肤，是阳中的少阴，与秋气相通。肾主蛰伏，是藏精气的根本，为精的居处，其荣华在头发，其充养在骨，为阴中之太阴，与冬气相通。肝是正确推测、谋虑的根本，为魂的居处，其荣华在爪甲，其充养在筋，而且生养血气，其味酸，其色苍青，为阴中之少阳，与春气相通。脾、胃、大肠、小肠、三焦、膀胱，是水谷仓库的根本，为营气产生的地方，六腑命名为中空之器，能运行糟粕，转化五味而吸收水谷精微入养五脏，出糟粕而通前后二阴，故为水谷精气糟粕升降出入之器，其荣华在口唇四旁的白肉，其充养在肌肉，其味甘，其色黄，为至阴之类，与土气相通。以上十一脏功能的发挥，都取决于胆的功能正常。

素问·五藏生成篇第十（节选）

【原文】

诸脉者皆属于目，诸髓者皆属于脑，诸筋者皆属于节，诸血者皆属于心，诸气者皆属于肺，此四支八溪之朝夕也。故人卧血归于肝，肝受血而能视，足受血而能步，掌受血而能握，指受血而能摄。

【白话解】

五脏六腑之精气通过经脉上注于目，诸精髓都汇聚于脑，诸筋都附于骨节，人体之血脉都依靠心气的推动，呼吸之气和一身之气都由肺主持。人身脏腑之气血从早到晚时刻出入流行于四肢关节等部位之间，如同每天潮汐从不间断地营养全身脏腑组织器官。所以当人入睡休息时，一部分血液回流贮藏于肝。肝得血而濡养于目，才能视物；足得到血的濡养，才能行走；手掌得到血的濡养，才能握物；手指得到血的濡养，才能摄取东西。

【原文】

五藏之气，故色见青如草兹者死，黄如枳实者死，黑如炲者死，赤如衃血者死，白如枯骨者死，此五色之见死也。青如翠羽者生，赤如鸡冠者生，黄如蟹腹者生，白如豕膏者生，黑如乌羽者生，此五色之见生也。生于心，如以缟裹朱；生于肺，如以缟裹红；生于肝，如以缟裹绀；生于脾，如以缟裹栝楼实；生于肾，如以缟裹紫。此五藏所生之外荣也。

【白话解】

五脏的精气，如果面色出现青如死草，青白干枯，为死症。出现黄如枳实，黄青干枯不泽，为死症；出现黑如烟灰，黑黄晦暗无光，为死症；出现红如死血，红黑不泽，为死症；出现白如枯骨，色白枯槁不华，为死症；这是五色中表现为死症的情况。面色青如翠鸟的羽毛，青绿光泽，主生；红如鸡冠，色红而润泽，主生；黄如蟹腹，色黄而润泽，主生；白如猪油，色白而滑润光泽，主生；黑如乌鸦的羽毛，色黑而光泽，主生。这是五色中表现有生机而预后良好的情况。心有生机，面色就象白绢裹着朱砂，白里隐红；肺有生机，面色就象白绢裹着浅红色，外白而隐浅红色；肝有生机，面色就象白绢裹着青而带红色；脾有生机，面色就象白绢裹着栝蒌实；肾有生机，面色就象白绢裹着紫色的丝织品。这些都是五脏的生机显露于外的荣华。

素问·五藏别论篇第十一

【原文】

黄帝问曰：余闻方士，或以脑髓为藏，或以肠胃为藏，或以为府。敢问更相反，皆自谓是。不知其道，愿闻其说。岐伯对曰：脑、髓、骨、脉、胆、女子胞，此六者，地气之所生也，皆藏于阴而象于地，故藏而不写，名曰奇恒之府。夫胃、大肠、小肠、三焦、膀胱，此五者，天气之所生也，其气象天，故写而不藏。此受五藏浊气，名曰传化之府。此不能久留，输写者也，魄门亦为五藏使，水谷不得久藏。所谓五藏者，藏精气而不写也，故满而不能实。六府者，传化物而不藏，故实而不能满也。所以然者，水谷入口，则胃实而肠虚；食下，则肠实而胃虚。故曰：实而不满，满而不实也。

【白话解】

黄帝问道：我听说医生之中，有人以脑髓为脏，有人以肠胃为脏，也有的把这些都称为腑，如果冒昧地提出彼此相反的疑问，却都自认为正确，不知道谁正确，希望听听你的说法。岐伯回答说：脑、髓、骨、脉、胆、女子胞，这六种是禀承地气而生的，都贮藏阴精，好像大地蓄藏万物一样，所以它们的作用是贮藏精气，无输泻的功能，命名为奇恒之腑。胃、大肠、小肠、三焦、膀胱，这五者是禀承天气所生的，好像天体的运动不息，所以传化水谷而不能贮藏精气。它们受纳五脏代谢的废物，命名为传化之腑。代谢的废物不能长久停留，必须及时转输和排泄。肛门启闭功能依赖五脏之气的调节，而其启闭正常与否，又影响着脏腑气机的升降。水谷和糟粕不能久藏体内。五脏，贮藏精气而不泻，所以精气充满，而不像六腑那样水谷充实。六腑，传化水谷而不贮藏，所以水谷与糟粕暂时充实，但不能像五脏那样精气充满。所以像这样，水谷入口下行，胃充实但肠中空虚，食物再下行，肠中充实而胃中就空虚了。所以说六腑是水谷和糟粕充实，而不是精气充满，五脏是精气充满而不是水谷和糟粕充实。

【原文】

帝曰：气口何以独为五藏主？岐伯曰：胃者，水谷之海，六府之大源也。五味入口，藏于胃，以养五藏气，气口亦太阴也。是以五藏六府之气味，皆出于胃，变

见于气口。故五气入鼻，藏于心肺。心肺有病，而鼻为之不利也。

凡治病，必察其下。适其脉，观其志意，与其病也。拘于鬼神者，不可与言至德，恶于针石者，不可与言至巧；病不许治者，病必不治，治之无功矣。

【白话解】

黄帝问：为什么气口可以独主五脏的病变呢？岐伯说：胃是饮食水谷之海，为六腑的泉源。饮食五味入口，藏留在胃中，经脾的运化成水谷精微，而充养五脏之气。脾为足太阴经，主输布津液，气口为手太阴肺经过之处，也属太阴经脉，主朝百脉，所以五脏六腑的水谷精微，都出自胃，其功能状态均可通过气血变化而表现在气口。而五气入鼻，藏留于心肺，所以心肺有了病变，则鼻表现为不通利。

凡诊治病，必须察问全身上下情况，审视其脉象，观察其精神情志的状态，与其病情的情况。对那些拘守鬼神迷信观念的人，不能与其谈论至真至善的医学道理；对那些讨厌针石治疗的人，不能和他们讲针石治病的技巧；有病不许治疗的人，他的病一定治不好，勉强治疗也达不到应有的功效。

素问·经脉别论篇第二十一（节选）

【原文】

食气入胃，散精于肝，淫气于筋。食气入胃，浊气归心，淫精于脉。脉气流经，经气归于肺，肺朝百脉，输精于皮毛。毛脉合精，行气于府，府精神明，留于四藏，气归于权衡。权衡以平，气口成寸，以决死生。

饮入于胃，遊溢精气，上输于脾，脾气散精，上归于肺，通调水道，下输膀胱。水精四布，五经并行。合于四时五藏阴阳，揆度以为常也。

【白话解】

饮食物入胃，经过消化把一部分精微输散到肝，精气滋养濡润于筋。饮食物入胃，谷食之气中的浓稠的部分，归入于心，精气输入于血脉。血气流行在经脉之中，经脉之气会聚于肺，肺调节百脉中气血运行，输布精气到皮毛，皮毛和血脉的精气会合，精气行于血脉之中，经脉中精气运行正常，流行输布于肝心脾肾四脏，精气趋于平衡。其平衡的变化，从气口的脉象上表现出来，可以判断疾病的死生。

水液进入胃，精气满溢，进一步输送于脾，脾气散布精气，向上输送到肺；肺通调水道，下行输入膀胱；水谷精气四布，流行于五脏经脉，并与四时寒暑的变迁和五脏阴阳变化的规律相适应。诊察人体时，要以上述原则作为常规大法。

素问·太阴阳明论篇第二十九

【原文】

黄帝问曰：太阴阳明为表里，脾胃脉也，生病而异者何也？岐伯对曰：阴阳异位，更虚更实，更逆更从，或从内，或从外，所从不同，故病异名也。

帝曰：愿闻其异状也。岐伯曰：阳者，天气也，主外。阴者，地气也，主内。故阳道实，阴道虚。故犯贼风虚邪者，阳受之；食饮不节，起居不时者，阴受之。阳受之则入六府，阴受之则入五藏。入六府则身热，不时卧，上为喘呼。入五藏则䐜满闭塞，下为飧泄，久为肠澼。故喉主天气，咽主地气，故阳受风气，阴受湿气。故阴气从足上行至头，而下行循臂至指端；阳气从手上行至头，而下行至足。故曰：阳病者，上行极而下；阴病者，下行极而上。故伤于风者，上先受之；伤于湿者，下先受之。

【白话解】

黄帝问道：太阴经和阳明经互为表里，是脾和胃所属的经脉，所生疾病不同，是什么道理呢？岐伯回答说：足太阴脾经与足阳明胃经循行的部位不同；在与四时的虚实顺逆关系不同，春夏之季阳明实太阴虚，阳明盛为顺从，太阴盛为违逆；秋冬之季太阴实阳明虚，太阴盛为顺从，阳明盛为违逆；有的病从内而生，有的病从外而来，侵犯的途径不同，所以产生的疾病有不同病名。

黄帝问：希望听听它们的不同情况。岐伯说：人身之阳，好像天气，主护卫于外；人身之阴，好像地气，主营养于内。属阳的六腑，多病外感而为实证；属阴的五脏，多病内伤而为虚证。所以四时不正之气，阳经（表）先受侵害；饮食不节制、起居不规律，阴经（里）先受损伤。虚邪贼风从阳经（表）而传入六腑；饮食劳伤易损阴经（里）而传入五脏。邪侵入六腑，可见身体发热，睡眠不安，气逆喘促等症状；邪入五脏，可见脘腹胀满闭塞不通、在下为大便泄泻，病久产生痢疾。所以喉司呼吸而通天气；咽吞食物而连地气。所以风为阳邪，人体阳分易于感受；湿为阴邪，人体阴分易于感受。所以足的三条阴经从足部向上行到头部，手的三条阴经从胸部向下行，沿着臂膀到达手指端；手的三条阳经从手指端向上行到头部，足的三条阳经从头部向下行到足部。所以说：阳经病邪，随经脉上行到极点继而下行；阴经病邪，随经脉下行到极点继而上行。风邪侵犯人体，人体上部首先感受；湿邪侵犯人体，人体下部首先感受。

【原文】

帝曰：脾病而四支不用，何也？岐伯曰：四支皆禀气于胃，而不得至经，必因

于脾，乃得禀也。今脾病不能为胃行其津液，四支不得禀水谷气，气日以衰，脉道不利，筋骨肌肉，皆无气以生，故不用焉。

帝曰：脾不主时，何也？岐伯曰：脾者土也，治中央，常以四时长四藏，各十八日寄治，不得独主于时也。脾藏者，常著胃土之精也。土者，生万物而法天地，故上下至头足，不得主时也。

帝曰：脾与胃以膜相连耳，而能为之行其津液，何也？岐伯曰：足太阴者，三阴也，其脉贯胃属脾络嗌，故太阴为之行气于三阴。阳明者，表也，五藏六府之海也，亦为之行气于三阳。藏府各因其经而受气于阳明，故为胃行其津液。四支不得禀水谷气，日以益衰，阴道不利，筋骨肌肉无气以生，故不用焉。

【白话解】

黄帝问：脾有病而四肢不能随意活动，这是什么道理呢？岐伯说：四肢都要依赖胃中水谷精微以濡养，而胃中精气不能直接到达四肢经脉，必须依赖脾的转输，才能营养四肢。现在脾有病，不能为胃运化水谷精微，四肢失去营养，则经气日渐衰减，经脉不畅通，筋骨肌肉都得不到濡养，因此四肢丧失了正常活动的功能。

黄帝问：脾不单独主一时令，是什么道理？岐伯说：脾属土，主管中央之位，分旺于四时以长养四脏，故脾在四季之末各主旺十八天，而不单独主旺于一个时季。脾脏经常为胃转输水谷精微，就好像天地养育万物一样。所以脾能为人体从上到下，从头到足输送水谷精气，而不专旺于一个季节。

黄帝问：脾和胃仅一膜相连，脾能为胃转输水谷精气，是什么道理呢？岐伯说：足太阴脾经，属三阴，它的经脉贯通胃，隶属于脾，向上连系到咽喉，所以脾能把胃中水谷精气转输到手足三阴经；足阳明胃经是足太阴脾经之表，足阳明胃经是五脏六腑营养供应的来源，脾也能通过阳明经而把胃中的水谷精气转输到手足三阳经。五脏六腑各通过足太阴脾经的输送接受胃中的水谷精气，所以说脾能为胃输送水谷精微。如果四肢得不到水谷精微的营养，日趋衰减，经脉不通畅，筋骨、肌肉都失去营养，因而四肢就丧失了正常功能。

灵枢·脉度第十七（节选）

【原文】

五藏常内阅于上七窍也，故肺气通于鼻，肺和则鼻能知臭香矣；心气通于舌，心和则舌能知五味矣；肝气通于目，肝和则目能辨五色矣；脾气通于口，脾和则口能知五谷矣；肾气通于耳，肾和则耳能闻五音矣。五藏不和则七窍不通，六府不合则留为痈。

【白话解】

五脏藏于内的精气，通过所属的内窍向上通于头部诸窍，以维持其正常的生理功能。所以肺司呼吸，鼻为气道，肺的功能正常，鼻才能辨别香臭。心主血脉，心血可以通过经别上荣舌本，心的功能正常，舌才能分辨五味。肝藏血，开窍于目，肝的功能正常，眼睛才能分辨五色。脾主运化，水谷赖口摄入，脾的功能正常，口味调和。肾藏精，充养于耳，肾的功能正常，双耳才能分辨五音。五脏的功能失调，与其对应的七窍就不通；六腑的功能失调，使营卫气血运行停留而发生瘀滞。

灵枢·邪客第七十一（节选）

【原文】

心者，五藏六府之大主也，精神之所舍也，其藏坚固，邪弗能容也。容之则心伤，心伤则神去，神去则死矣。故诸邪之在于心者，皆在于心之包络。

【白话解】

心是五脏六腑的主宰，是精神所藏之处。心脏坚固就不会被邪气侵犯。若邪气侵入并损伤心脏，就会使神气耗散，人也就死亡了。所以各种邪气侵袭心脏的，大都侵犯到心包络。

【原文】

五谷入于胃也，其糟粕、津液、宗气分为三隧。故宗气积于胸中，出于喉咙，以贯心脉，而行呼吸焉。营气者，泌其津液，注之于脉，化以为血，以荣四末，内注五藏六府，以应刻数焉。卫气者，出其悍气之慓疾，而先行于四末分肉皮肤之间而不休者也。昼日行于阳，夜行于阴，常从足少阴之分间，行于五藏六府。

【白话解】

饮食水谷进到胃中，经过消化，其中的糟粕出于下焦；津液出于中焦；宗气出于上焦，共分三条途径。所以宗气积聚在胸中，上出喉咙，贯通心肺，而主司呼吸。营气是由水谷精微所化生，注入于脉中，化为血液，外而营养四肢，内而灌注五脏六腑，与昼夜百刻之数相应。卫气是水谷精微中的悍气，运行迅猛滑利，首先行四肢、分肉、皮肤之间循行不息，卫气白天行于阳分从足太阳膀胱经开始，夜间行于阴分从足少阴经开始，循行于五脏六腑。

灵枢·本神第八

【原文】

黄帝问于岐伯曰：凡刺之法，先必本于神。血脉营气精神，此五藏之所藏也，

至其淫泆离脏则精失，魂魄飞扬，志意恍乱，智虑去身者，何因而然乎？天之罪与？人之过乎？何谓德气生精神魂魄心意志思智虑？请问其故。岐伯答曰：天之在我者德也，地之在我者气也，德流气薄而生者也。故生之来谓之精，两精相搏谓之神，随神往来者谓之魂，并精而出入者谓之魄，所以任物者谓之心，心有所忆谓之意，意之所存谓之志，因志而存变谓之思，因思而远慕谓之虑，因虑而处物谓之智。故智者之养生也，必须四时而适寒暑，和喜怒而安居处，节阴阳而调刚柔，如是则僻邪不至，长生久视。

【白话解】

黄帝向岐伯问道：针刺治病的法则，首先必须以病人神气盛衰为根本和依据。血、脉、营、气、精、神，都是藏于五脏的。若是七情过度，任情放恣，五脏精气离散失守，魂魄飞荡飘扬，志意恍惚迷乱，智虑离开人体，这是什么原因呢？是自然的处罚呢，还是人为的过失呢？什么叫做德、气、生、精、神、魂、魄、心、意、志、思、智、虑？请问其中的缘故。岐伯回答说：天所赋予我们的是德（自然规律），地所赋予我们的是气（成形的物质），天德下流，地气上交，才能产生生命。所以形成生命的最初物质叫做精；父母两精相结合而产生的新的生命叫做神；随从神气往来的精神活动叫做魂；依附精气出入司器官活动的叫做魄。所以主管认识事物和处理事物的，叫做心；心感知事物后，根据记忆产生意念但尚未成定见之时的思维，叫做意；意念积累之后形成的认识称之志；对已形成的认识进行反复思考的过程称为思；经过反复思考，对事物进行由近及远，由浅入深的推理、预测，称为虑；经过深思远虑而作出正确的判断和处理，称为智。所以明智的人养生，必定顺应四季的时令而适应寒暑的不同变化，调和情志，安定居处，调节阴阳，刚柔相济，这样，致病的邪气就无从侵袭，从而达到延长寿命防止早衰的目的。

【原文】

是故怵惕思虑者则伤神，神伤则恐惧流淫而不止。因悲哀动中者，竭绝而失生。喜乐者，神惮散而不藏。愁忧者，气闭塞而不行。盛怒者，迷惑而不治。恐惧者，神荡惮而不收。

心怵惕思虑则伤神，神伤则恐惧自失，破䐃脱肉，毛悴色夭，死于冬。脾愁忧而不解则伤意，意伤则悗乱，四支不举，毛悴色夭，死于春。肝悲哀动中则伤魂，魂伤则狂忘不精，不精则不正，当人阴缩而挛筋，两胁骨不举，毛悴色夭，死于秋。肺喜乐无极则伤魄，魄伤则狂，狂者意不存人，皮革焦，毛悴色夭，死于夏。肾盛怒而不止则伤志，志伤则喜忘其前言，腰脊不可以俯仰屈伸，毛悴色夭，死于季夏；恐惧而不解则伤精，精伤则骨痠痿厥，精时自下。是故五藏主藏精者也，不可伤，伤则失守而阴虚，阴虚则无气，无气则死矣。是故用针者，察观病人之态，

以知精神魂魄之存亡得失之意，五者以伤，针不可以治之也。

【白话解】

所以过度的惊恐不安、思索焦虑，就会伤神。神被伤，就会时常使人产生惊恐畏惧并使五脏的精气流散不止。因悲哀过度而伤及内脏，能使正气耗绝消亡而丧失生命。喜乐过度，神气耗散而不能内藏。愁忧过度，气机闭塞而不得畅行。过于恼怒，神志迷乱惶惑而不能正常。恐惧过度，神气游荡耗散而不能收敛。

心藏神，过度的惊恐不安、思索焦虑，就会伤神；神被伤，就表现出恐慌畏惧而精神不能自控；久则隆起的大肌肉块极度消瘦，皮毛憔悴，色泽枯暗，就会在冬季死亡。脾藏意，过度忧愁而长期不能解除，就会伤意；意被伤，就会使心胸郁闷烦乱，久则手足不能举动，皮毛憔悴，色泽枯暗，就会在春季死亡。肝藏魂，过度的悲哀而扰动内脏，就会伤魂；魂被伤，就会使人狂妄不精明，言行举止失常；久则阴器萎缩，筋脉挛急，两胁骨不能上举，皮毛憔悴，色泽枯暗，就会在秋季死亡。肺藏魄，无限制的过度喜乐，就会伤魄；魄被伤，就会神乱发狂，精神失常，旁若无人；久则皮肤焦枯，毛发憔悴，色泽枯暗，就会在夏季死亡。肾藏志，大怒而不能自止，就会伤志；志被伤，时常忘记前面所说过的话，久则腰脊不能任意俯仰屈伸，皮毛憔悴，色泽枯暗，就会在农历六月死亡。过度的恐惧而不能自解，就会伤精；精被伤，就会发生骨节酸痛足部痿软而厥冷，时有遗精、滑泄等。由于五脏是主藏精气的，不可损伤；如果损伤了，则精气不能内守，而成为阴虚，阴精虚不能化生阳气，无阳气化生就会死亡。所以运用针刺治病的人，要观察病人的状态，从而了解精、神、魂、魄等的存亡、得失的情况。如果五脏精气已损伤，不能用针刺治疗了。

【原文】

肝藏血，血舍魂，肝气虚则恐，实则怒。脾藏营，营舍意，脾气虚则四支不用，五藏不安，实则腹胀，经溲不利。心藏脉，脉舍神，心气虚则悲，实则笑不休。肺藏气，气舍魄，肺气虚则鼻塞不利，少气，实则喘喝胸盈仰息。肾藏精，精舍志，肾气虚则厥，实则胀，五藏不安。必审五藏之病形，以知其气之虚实，谨而调之也。

【白话解】

肝有藏血与调节血量的功能，魂居于血液中；肝气虚则产生恐惧，肝气盛则易发怒。脾有化生和贮藏营气的功能，意居于营气中；脾气虚弱则四肢不能随意活动，五脏不能调和，脾气壅滞则腹胀，二便不利。心是主持人体血脉运行的，神居于血脉中；心气虚弱则产生悲忧，心气盛则狂笑不止。肺主人体一身之气，魄居于气中；肺气虚弱则鼻塞，呼吸不利，气短，肺气壅实则喝喝有声，胸部胀满，仰面呼吸。肾是五脏六腑精气贮藏之处，志居于精中，肾气虚弱则手足厥冷，肾脏病邪有余则下腹部胀满，五脏不能正常。所以必须审察五脏之病的症状，了解五脏之气的虚实，谨慎地加以调理。

灵枢·营卫生会第十八

【原文】

黄帝问于岐伯曰：人焉受气？阴阳焉会？何气为营？何气为卫？营安从生？卫于焉会？老壮不同气，阴阳异位，愿闻其会。岐伯答曰：人受气于谷，谷入于胃，以传与肺，五藏六府皆以受气，其清者为营，浊者为卫，营在脉中，卫在脉外，营周不休，五十而复大会。阴阳相贯，如环无端。卫气行于阴二十五度，行于阳二十五度，分为昼夜，故气至阳而起，至阴而止。故曰：日中而阳陇为重阳，夜半而阴陇为重阴。故太阴主内，太阳主外，各行二十五度，分为昼夜。夜半为阴陇，夜半后而为阴衰，平旦阴尽而阳受气矣。日中为阳陇，日西而阳衰，日入阳尽而阴受气矣。夜半而大会，万民皆卧，命曰合阴，平旦阴尽而阳受气，如是无已，与天地同纪。

【白话解】

黄帝向岐伯问道：人是从哪里得到精气？阴阳二气在哪里会合？什么气为营？什么气为卫？营气从哪里生成？卫气怎样与营气会合？老年人和壮年人气的盛衰不相同，营卫运行部位不同，希望听听营卫的会合。岐伯回答说：人体精气由饮食水谷所化生，水谷入于胃中，经过消化吸收，成为水谷精微而上传到肺，经过肺的宣发肃降，五脏六腑都得到水谷精气的营养。水谷精气中清纯柔和周行者为营气，慓悍滑利捍护者为卫气；营气行于脉中，卫气行于脉外，两者周流全身而不休止，一昼夜各行五十周次之后，便会合一次。营气沿十二经脉之序，阴阳表里迭行相贯，如圆环一样而无边端。卫气夜行于阴分二十五周次，昼行于阳分亦二十五周次。所以卫气昼行于阳经则人寤，夜行于阴经则人寐。所以说：白天中午阳气最隆盛为重阳，夜半阴气最隆盛为重阴。营行脉中，始于手太阴肺经复会于手太阴经，所以太阴主内；卫气行于脉外，起于足太阳膀胱经复会于足太阳经，所以太阳主外。营卫昼夜各运行二十五周次，划分昼夜各半。半夜是阴气最隆盛的时候，半夜以后阴气渐衰，至黎明阴气衰尽而阳气渐盛；中午是阳气最隆盛的时候，日西则阳气渐衰，日落则阳气尽衰而阴气渐盛。夜半子时阴气最盛，营卫二气俱行于阴而大会，大部分民众都已入睡，所以叫做合阴。日出平旦之时而阴气衰尽，阳气渐盛，就这样永无休止，如同天地日月的运转有规律。

【原文】

黄帝曰：老人之不夜瞑者，何气使然？少壮之人不昼瞑者，何气使然？岐伯答

曰：壮者之气血盛，其肌肉滑，气道通，营卫之行，不失其常，故昼精而夜瞑。老者之气血衰，其肌肉枯，气道涩，五藏之气相搏，其营气衰少而卫气内伐，故昼不精，夜不瞑。

【白话解】

黄帝问：老年人在夜间不能熟睡，是什么气导致的呢？少壮人在白天不能熟睡，又是什么气导致的呢？岐伯回答说：少壮人的气血充盛，皮肉润泽，营卫之气运行之道通畅，营卫之气运行正常，所以他在白天精神饱满，夜间也能熟睡。老年人的气血衰微，肌肉干枯，营卫之气运行之道涩滞，五脏功能不相协调，营气衰少，卫气内扰而营卫运行紊乱，所以白天精神不足，夜间也不能熟睡。

【原文】

黄帝曰：愿闻营卫之所行，皆何道从来？岐伯答曰：营出于中焦，卫出于下焦。

黄帝曰：愿闻三焦之所出。岐伯答曰：上焦出于胃上口，并咽以上，贯膈而布胸中，走腋，循太阴之分而行，还至阳明，上至舌，下足阳明，常与营俱行于阳二十五度，行于阴亦二十五度，一周也。故五十度而复大会于手太阴矣。

黄帝曰：人有热饮食下胃，其气未定，汗则出，或出于面，或出于背，或出于身半，其不循卫气之道而出，何也？岐伯曰：此外伤于风，内开腠理，毛蒸理泄，卫气走之，固不得循其道。此气慓悍滑疾，见开而出，故不得从其道，故命曰漏泄。

黄帝曰：愿闻中焦之所出。岐伯答曰：中焦亦并胃中，出上焦之后，此所受气者，泌糟粕，蒸津液，化其精微，上注于肺脉，乃化而为血，以奉生身，莫贵于此，故独得行于经隧，命曰营气。

黄帝曰：夫血之与气，异名同类，何谓也？岐伯答曰：营卫者，精气也；血者，神气也。故血之与气，异名同类焉。故夺血者无汗，夺汗者无血。故人生有两死，而无两生。

黄帝曰：愿闻下焦之所出。岐伯答曰：下焦者，别迴肠，注于膀胱，而渗入焉。故水谷者，常并居于胃中，成糟粕而俱下于大肠，而成下焦，渗而俱下，济泌别汁，循下焦而渗入膀胱焉。

黄帝曰：人饮酒，酒亦入胃，谷未熟而小便独先下，何也？岐伯答曰：酒者熟谷之液也，其气悍以清，故后谷而入，先谷而液出焉。

黄帝曰：善。余闻上焦如雾，中焦如沤，下焦如渎，此之谓也。

【白话解】

黄帝问：希望听听营气和卫气的运行，都是从什么部位发出来的？岐伯回答说：营气是从中焦发出来的，卫气是从下焦发出来的。

黄帝说：希望听听三焦之气从什么部位发出的？岐伯回答说：上焦的部位从胃上口至咽部，和食道相并上行，穿过横膈膜，敷布于胸中，横行于腋下，沿手太阴肺经的循行部位而行，重返沿手阳明大肠经的部位上行至舌，又下行交于足阳明胃经，按十二经的顺序常与营气相并循行，白天行于阳分二十五周，夜间行于阴分二十五周，为一个循环过程。所以循行五十周次后，大会于手太阴肺经。

黄帝问：人有热饮食进入胃中，尚未化生精微之气，汗液就出来了，有的出于面部，有的出于背部，也有的出于半身，并不沿着卫气运行的通路而出，是什么缘故呢？岐伯说：这是因为在外被风邪所伤，在内因热饮食之气的熏蒸致使腠理开泄，皮毛被风热之邪所蒸而腠理开泄汗出，卫气从开泄的腠理而出，所以不循着常规的运行途径了。因为卫气慓悍滑利运行急速，遇到开泄的腠理便出，所以不循常道，所以命名为漏泄。

黄帝问：希望听听中焦之气是从什么部位发出的？岐伯回答说：中焦之气也是从胃出发，即在中脘部分上焦之气的下部。这里受纳的饮食水谷，经过泌别糟粕，蒸化津液，化生为水谷精微，其中精华部分向上传注到肺脉，化为血液，来奉养周身生命，没有比它更宝贵的物质了，所以能独行于经脉之中，称为“营气”。

黄帝问：血和气名称不一样，但属同一类，是什么道理呢？岐伯回答说：营气和卫气都水谷精气化生的，血液是水谷精微奉心神化生的。所以血和气，名称不同，其来源属同一类。所以，血液耗伤过度的人，不可再发其汗；汗液耗伤过度的人，不可再耗其血。所以夺血夺汗两者同见则死；夺血而不夺汗，或夺汗而不夺血，二者不同见，尚有一线生机。

黄帝问：希望听听下焦之气是从什么部位发出的？岐伯回答说：下焦之气在回肠部别出，分别使糟粕进入大肠，使水液渗注于膀胱。所以饮食水谷，经常都是先贮存在胃中，经过消化后而形成的糟粕，向下输送到大肠，这一输送过程成为下焦主要功能之一。至于水液，也同时向下渗灌，这些要经过小肠的分别清浊，其中浊秽的水液便沿着下焦而渗入于膀胱。

黄帝问：人喝了酒，酒和食物同时进入胃中，但食物还未经胃的腐熟消化，而小便却单独先排了出来，是什么缘故呢？岐伯回答说：酒是水谷发酵后酿成的液体，它的气味慓悍滑利迅速，所以虽在食物之后进入胃中，反在食物未消化前先化液从小便排出。

黄帝说：讲得好！我听说上焦心肺宣发布散水谷精气的功能，如同雾露弥漫灌溉全身；中焦腐熟水谷，吸收精微的功能，如同沤渍食物，使之变化；下焦肾和膀胱如同沟渠排泄水液的功能，就是这个道理。

灵枢·决气第三十

【原文】

黄帝曰：余闻人有精、气、津、液、血、脉，余意以为一气耳，今乃辨为六名，余不知其所以然。岐伯曰：两神相搏，合而成形，常先身生，是谓精。何谓气？岐伯曰：上焦开发，宣五谷味，熏肤，充身，泽毛，若雾露之溉，是谓气。何谓津？岐伯曰：腠理发泄，汗出溱溱，是谓津。何谓液？岐伯曰：谷入气满，淖泽注于骨，骨属屈伸，泄泽补益脑髓，皮肤润泽，是谓液。何谓血？岐伯曰：中焦受气取汁，变化而赤，是谓血。何谓脉？岐伯曰：壅遏营气，令无所避，是谓脉。

【白话解】

黄帝问：我听说人体有精、气、津、液、血、脉，我原认为它们是水谷精气所化生的，现在却分辨为六个名称，我不懂这是怎么回事。岐伯说：男女相合而产生新的生命体，在形体之前的物质，叫做精。什么是气？岐伯说：上焦部位开始，宣发布散水谷之精微，温煦肌肤、充养形体、滋润毛发，好像雾露灌溉草木，就叫做气。什么是津？岐伯说：腠理疏泄，汗出过多，就叫做津。什么是液？岐伯说：水谷精微充满到全身，水谷精微中质稠浊如膏泽的部分输注于骨髓中，使骨关节曲伸；渗出汁液滋润补益脑髓，保持皮肤润泽，就叫做液。什么是血？岐伯说：中焦脾胃接纳饮食水谷，消化为水谷精微，心神作用下变成红色的液体，这就叫做血。什么是脉？岐伯说：约束营气，使之不能向外流溢，就叫做脉。

【原文】

黄帝曰：六气者，有余不足，气之多少，脑髓之虚实，血脉之清浊，何以知之？岐伯曰：精脱者，耳聋；气脱者，目不明；津脱者，腠理开，汗大泄；液脱者，骨属屈伸不利，色夭，脑髓消，胫痠，耳数鸣；血脱者，色白，夭然不泽，其脉空虚，此其候也。黄帝曰：六气者，贵贱何如？岐伯曰：六气者，各有部主也，其贵贱善恶，可为常主，然五谷与胃为大海也。

【白话解】

黄帝问：上述精、气、津、液、血、脉六气在人体的有余和不足，例如气的多少、脑髓的虚实、血脉的清浊，怎样才能知道呢？岐伯说：精的大量耗散，会使人耳聋；气的耗散，可使人的眼睛看不清；津的耗散，是由于腠理开，汗大泄而导致的；液的耗散，会使骨骼关节屈伸不利，面色憔悴，脑髓不充满，小腿酸软无力，经常耳鸣；血的耗散，会使面色苍白憔悴而不润泽，脉是空虚的，这就是主要症候。黄帝问：六气对人体作用的主要与次要的区别如何？岐伯说：六气在人体中有其分布的部位和所主的脏器，它们重要性及功能的正常与否，是由它们固定的统领的脏器所决定的。但是饮食水谷和胃是六气化生之源。

灵枢·本藏第四十七（节选）

【原文】

黄帝问于岐伯曰：人之血气精神者，所以奉生而周于性命者也。经脉者，所以行血气而营阴阳、濡筋骨，利关节者也。卫气者，所以温分肉，充皮肤，肥腠理，司关合者也。志意者，所以御精神，收魂魄，适寒温，和喜怒者也。是故血和则经脉流行，营复阴阳，筋骨劲强，关节清利矣。卫气和则分肉解利，皮肤调柔，腠理致密矣。志意和则精神专直，魂魄不散，悔怒不起，五脏不受邪矣。寒温和则六府化谷，风痹不作，经脉通利，肢节得安矣。此人之常平也。五藏者，所以藏精神血气魂魄者也。六府者，所以化水谷而行津液者也。

【白话解】

黄帝向岐伯问道：人体的血、气、精、神，是奉养身体，健全生命活动的物质。经脉，是通行气血，使气血营运于三阴三阳，濡润筋骨，滑利关节的。卫气，是温养肌肉，充养皮肤，滋润腠理，掌管汗孔的正常开合的。人的志意，是可以统管精神，收摄魂魄，适应四时气候的寒温变化，调和情志变化的。所以血液调和则经脉正常运行，血脉运行往复于周身，筋骨强劲有力，关节滑利自如。卫气的功能正常则肌肉滑润，通利无滞，皮肤和调柔润，腠理致密。人的志意调和则精神集中而无杂念，魂魄不散乱，没有懊悔、愤怒等过度的情志产生，五脏免受邪气的侵袭。气候寒温调和而且六腑传化水谷的功能正常，风痹病就不会发生，经脉通利无滞，肢体关节保持正常活动。这就是人体的健康状态。五脏是贮藏精、神、血、气、魂、魄的；六腑是传化水谷而运行津液的。

灵枢·痈疽第八十一（节选）

【原文】

黄帝曰：余闻肠胃受谷，上焦出气，以温分肉，而养骨节，通腠理，中焦出气如露，上注谿谷，而渗孙脉，津液和调，变化而赤为血，血和则孙脉先满溢，乃注于络脉，皆盈，乃注于经脉。阴阳已张，因息乃行，行有经纪，周有道理，与天合同，不得休止。

【白话解】

黄帝说：我听说肠胃受纳饮食水谷后，由上焦宣发卫气，温煦全身的肌肉，濡养筋骨关节，通达腠理；由中焦化生营气，像自然界雨露布洒大地，流注于人体肌肉之间会合之处，渗入孙脉，津液和调，通过心神的化赤而成红色的血液。血液运行调和则孙络首先充满，便注入络脉，都充满了，便注入经脉。阴阳经脉盛满，于是人体脏腑经脉之气血充盛，随呼吸运动有规律地循行，其运行有法度，循环有规律，与自然界阴阳消长变化同步，无休无止。

灵枢·经脉第十（节选）

【原文】

黄帝曰：人始生，先成精，精成而脑髓生，骨为干，脉为营，筋为刚，肉为墙，皮肤坚而毛发长，谷入于胃，脉道以通，血气乃行。雷公曰：愿卒闻经脉之始生。黄帝曰：经脉者，所以能决死生，处百病，调虚实，不可不通。

【白话解】

黄帝说：人在开始孕育的时候，先有父母两精相搏而形成，精形成后再生成脑髓，（胚胎逐渐成形后），骨骼能支撑人体，脉能营运气血以灌溉周身，筋能约束骨骼使人刚强有力，肌肉能保护内在组织如同墙垣，皮肤坚韧，毛发生长。（人出生以后），水谷能进入胃中，全身的脉道贯通，气血运行不息。雷公说：希望详细听听经脉的起始。黄帝说：经脉能决断死生，诊断百病，调和虚实，不能不通晓它的相关知识。

【原文】

肺手太阴之脉，起于中焦，下络大肠，还循胃口，上膈属肺，从肺系横出腋下，下循臑内，行少阴心主之前，下肘中，循臂内上骨下廉，入寸口，上鱼，循鱼际，出大指之端；其支者，从腕后直出次指内廉，出其端。

是动则病肺胀满，膨膨而喘咳，缺盆中痛，甚则交两手而瞀，此为臂厥。是主肺所生病者，咳，上气喘渴，烦心胸满，臑臂内前廉痛厥，掌中热。气盛有余，则肩背痛风寒，汗出中风，小便数而欠；气虚则肩背痛寒，少气不足以息，溺色变。为此诸病，盛则写之，虚则补之，热则疾之，寒则留之，陷下则灸之，不盛不虚，以经取之。盛者寸口大三倍于人迎；虚者则寸口反小于人迎也。

【白话解】

手太阴肺经，起始于中焦（中脘穴部位），向下联络于与本经相表里的脏腑——大肠，返回循行环绕胃的上口，向上穿过横膈膜，联属于本经所属的脏腑——肺，再从气管横走并由腋窝部出于体表，向下沿着上臂的内侧，在手少阴心经与手厥阴心包络经的前面下行，向下至肘部内侧，沿着前臂的内侧、桡骨的下缘，入于桡骨小头内侧、动脉搏动处的寸口部位，向上至手大指本节后手掌肌肉隆起处的鱼部，沿鱼部的边缘到达手大拇指内侧端；另有一条支脉，从手腕后方分出，沿着食指拇侧直行至食指的桡侧前端，与手阳明大肠经相衔接。

手太阴肺经之经气发生异常的变动，就会出现肺部胀满，气喘，咳嗽，缺盆里疼痛，严重时病人常常会交叉双臂按住胸前，视物模糊不清，这就是臂部经气厥逆所产生的病证。手太阴肺经上的腧穴主治肺脏所发生的疾病，其症状是咳嗽，气上逆，喘声粗急，心烦，胸部满闷，上臂内侧前缘的部位疼痛、厥冷，手掌心发热。本经经气有余时，就会出现肩背部疼痛如同受风寒，自汗出而易感风邪，小便频数而量少。本经经气不足时，就会出现肩背部遇寒而痛，呼吸气少不能接续，小便颜色改变。治疗上面这些病证时，经气亢盛用泻法，经气不足用补法；热证宜速刺，寒证要留针；阳气内衰以致脉道虚陷不起用灸法；不盛不虚之证，从本经取穴，不施补泻手法。本经经气亢盛，其寸口脉的脉象比人迎脉的脉象大三倍；而本经经气虚弱，其寸口脉的脉象反而会比人迎脉的脉象小。

【原文】

大肠手阳明之脉，起于大指次指之端，循指上廉，出合谷两骨之间，上入两筋之中，循臂上廉，入肘外廉，上臑外前廉，上肩，出髃骨之前廉，上出于柱骨之会上，下入缺盆，络肺，下膈属大肠；其支者，从缺盆上颈贯颊，入下齿中，还出挟口，交人中，左之右，右之左，上挟鼻孔。

是动则病齿痛，颈肿。是主津液所生病者，目黄，口干，鼽衄，喉痹，肩前臑痛，大指次指痛不用。气有余，则当脉所过者热肿；虚则寒慄不复。为此诸病，盛则写之，虚则补之，热则疾之，寒则留之，陷下则灸之，不盛不虚，以经取之。盛者人迎大三倍于寸口，虚者人迎反小于寸口也。

【白话解】

手阳明大肠经，起始于食指内侧端，沿着食指拇侧的上缘，通过第一掌骨与第二掌骨之间的合谷穴，向上行至拇指后方、腕部外侧前缘两筋之中的凹陷处，再沿前臂外侧的上缘，进入肘外侧，沿上臂的外侧前缘，上行至肩，出于肩峰的前缘，再向后上走到脊柱骨之上而与诸阳经会合于大椎穴，然后再折向前下方，进入缺盆，并下行而联络于与本经相表里的脏腑——肺，再向下贯穿膈膜，而联属于本经所属的脏腑——大肠；另有一条支脉，从缺盆处向上走至颈部，并贯通颊部，而进入下齿龈中，其后再从口内返出而挟行于口唇旁，左右两脉在人中穴处相交汇，相交之后，左脉走到右边，右脉走到左边，再上行挟于鼻孔两侧，而在鼻翼旁的迎香穴处与足阳明胃经相衔接。

手阳明大肠经之经气发生异常的变动，就会出现牙齿疼痛，颈部肿大。手阳明大肠经腧穴主治津液病变所产生的病证，其症状是眼睛发黄，口中干燥，鼻塞或鼻出血，咽喉肿痛，肩前与上臂疼痛，食指疼痛而不能活动。本经经气有余时，就会出现经脉所过之处发热而肿的病象。本经经气不足时，就会出现发冷颤抖，不易恢复温暖等病象。治疗上面这些病证时，经气亢盛用泻法，经气不足用补法；热证宜速刺，寒证要留针；阳气内衰以致脉道虚陷不起用灸法；不盛不虚之证，从本经取穴，不施补泻手法。本经经气亢盛，其人迎脉的脉象比寸口脉的脉象大三倍；而本经经气虚弱，其人迎脉的脉象反而会比寸口脉的脉象小。

【原文】

胃足阳明之脉，起于鼻之交頞中，旁纳太阳之脉，下循鼻外，入上齿中，还出挟口环唇，下交承浆，却循颐后下廉，出大迎，循颊车，上耳前，过客主人，循发际，至额颅；其支者，从大迎前下人迎，循喉咙，入缺盆，下膈，属胃络脾；其直者，从缺盆下乳内廉，下挟脐，入气街中；其支者，起于胃口，下循腹里，下至气街中而合，以下髀关，抵伏兔，下膝膑中，下循胫外廉，下足跗，入中指内间；其支者，下廉三寸而别，下入中指外间；其支者，别跗上，入大指间，出其端。

是动则病洒洒振寒，善呻，数欠，颜黑。病至则恶人与火，闻木声则惕然而惊，心欲动，独闭户塞牖而处，甚则欲上高而歌，弃衣而走，贲响腹胀，是谓骭厥。是主血所生病者，狂疟温淫汗出，鼽衄，口㖞，唇胗，颈肿，喉痹，大腹，水肿，膝膑肿痛；循膺乳、气街、股、伏兔、骭外廉、足跗上皆痛，中指不用，气盛则身以前皆热。其有余于胃，则消谷善饥，溺色黄；气不足则身以前皆寒栗，胃中寒则胀满。为此诸病，盛则写之，虚则补之，热则疾之，寒则留之，陷下则灸之，不盛不虚，以经取之。盛者人迎大三倍于寸口，虚者人迎反小于寸口也。

【白话解】

足阳明胃经，起于鼻孔两旁（迎香穴），由此上行，左右相交于鼻根部，并缠束旁侧的足太阳膀胱经的经脉，到达内眼角（睛明穴）之后再向下行，沿鼻的外侧，人于上齿龈内，继而返出来挟行于口旁，并环绕口唇，再向下交会于口唇下方的承浆穴处，此后再沿腮部后方的下缘退行而出于大迎穴，又沿着下颌角部位的颊车，上行至耳的前方，通过足少阳胆经所属的客主人穴，沿着发际，上行至额颅部；它有一条支脉，从大迎穴的前方，向下走行至颈部的人迎穴处，再沿喉咙进入缺盆，向下贯穿横膈膜，而联属于本经所属的脏腑—胃，并联络于与本经相表里的脏腑—脾；其直行的经脉，从缺盆处下行至乳房的内侧，再向下挟行于脐的两侧，最后进入阴毛毛际两旁的气街部位（气冲穴）；另有一条支脉，起始于胃的下口处（即幽门，大约相当于下脘穴所在的部位），再沿着腹部的内侧下行，到达气街的部位，而与前面所讲的那条直行的经脉相会合，再由此下行，沿着大腿外侧的前缘到达髀关穴处，而后直达伏兔穴，再下行至膝盖，并沿小腿胫部外侧的前缘，下行至足背部，最后进入足次趾的外侧间（即足中趾的内侧部）；还有一条支脉，在膝下三寸的地方分出，下行到足中趾的外侧间；又有一条支脉，从足背面（冲阳穴）别行而出，向外斜走至足厥阴肝经的外侧，进入足大趾，并直行到大趾的末端，而与足太阴脾经相衔接。

足阳明胃经之经气发生异常的变动，就会出现寒栗，时常呻吟，时作呵欠，额部暗黑。发病时怕见人和火光，听到木器撞击所发出的声音，就会神慌惊恐，心中跳动不安，病人喜欢关闭门窗而独处室内。严重时，则出现想要爬到高处去唱歌，脱了衣服而乱跑，肠鸣亢进、腹胀，这是循行于足胫部的胃经气血逆乱导致的病证。足阳明胃经主治血所发生的病证，如高热神昏的疟疾，温热之邪淫泆漫延所致的大汗出，鼻塞或鼻出血，口角歪斜，口唇部生疱疹，颈部肿大，咽喉肿痛，腹部胀大，水肿，膝髌部肿痛；足阳明胃经沿着胸膺、乳部、气街、大腿前缘、伏兔、胫部外缘、足背等处循行的部位都发生疼痛，足中趾不能活动。本经经气有余时，就会出现胸腹部发热；若气盛而充于胃，就会出现胃热所导致的谷食易消而时常饥饿，小便颜色发黄。本经经气不足时，就会出现胸腹部发冷而战栗；若胃中有寒，则会出现胀满。治疗上面这些病证时，经气亢盛用泻法，经气不足用补法；热证宜速刺，寒证要留针；阳气内衰以致脉道虚陷不起用灸法；不盛不虚之证，从本经取穴，不施补泻手法。本经经气亢盛，其人迎脉的脉象比寸口脉的脉象大三倍；而本经经气虚弱，其人迎脉的脉象反而会比寸口脉的脉象小。

【原文】

脾足太阴之脉，起于大指之端，循指内侧白肉际，过核骨后，上内踝前廉，上踹内，循胫骨后，交出厥阴之前，上膝股内前廉，入腹，属脾，络胃，上膈，挟咽，连舌本，散舌下；其支者，复从胃别上膈，注心中。

是动则病舌本强，食则呕，胃脘痛，腹胀善噫，得后与气，则快然如衰，身体皆重。是主脾所生病者，舌本痛，体不能动摇，食不下，烦心，心下急痛，溏瘕泄，水闭，黄疸，不能卧，强立股膝内肿厥，足大指不用。为此诸病，盛则写之，虚则补之，热则疾之，寒则留之，陷下则灸之，不盛不虚，以经取之。盛者寸口大三倍于人迎，虚者寸口反小于人迎也。

【白话解】

足太阴脾经，起始于足大趾的末端，沿着足大趾内侧的赤白肉际，通过足大趾本节后方的核骨，上行到达内踝的前缘，再上行至小腿的内侧，然后沿胫骨的后缘，与足厥阴肝经相交会并穿行至其前方，此后再上行经过膝部、大腿之内侧的前缘，进入腹内，而联属于本经所属的脏腑——脾，并联络于与本经相表里的脏腑—胃，然后再向上穿过横膈膜，挟行于咽喉两侧，连于舌根，并散布于舌下；它的支脉，在胃部分出，上行穿过膈膜，注入心中，而与手少阴心经相衔接。

足太阴脾经之经气发生异常的变动，就会出现舌根强硬，食则呕吐，胃脘疼痛，腹部胀满，时时嗳气，排出大便或矢气后，就会感到脘腹轻快，就好像病已祛除了一样，还会出现身体沉重。足太阴脾经上的腧穴所主治的病证，如舌根疼痛，身体不能活动，食物不能下咽，心烦，心下牵引作痛，大便溏薄，痢疾，水闭于内以致小便不通，面目皮肤发黄之黄疸，不能安睡；勉强站立时，就会出现大腿和膝部内侧肿胀而厥冷，足大趾不能活动。治疗上面这些病证时，经气亢盛用泻法，经气不足用补法；热证宜速刺，寒证要留针；阳气内衰以致脉道虚陷不起用灸法；不盛不虚之证，从本经取穴，不施补泻手法。本经经气亢盛，其寸口脉的脉象比人迎脉的脉象大三倍；而本经经气虚弱，其寸口脉的脉象反而会比人迎脉的脉象小。

【原文】

心手少阴之脉，起于心中，出属心系，下膈络小肠；其支者，从心系上挟咽，系目系；其直者，复从心系却上肺，下出腋下，下循臑内后廉，行太阴、心主之后，下肘内，循臂内后廉，抵掌后锐骨之端，入掌内后廉，循小指之内出其端。

是动则病嗌干，心痛，渴而欲饮，是为臂厥。是主心所生病者，目黄，胁痛，臑臂内后廉痛厥，掌中热痛。为此诸病，盛则写之，虚则补之，热则疾之，寒则留之，陷下则灸之，不盛不虚，以经取之。盛者寸口大再倍于人迎，虚者寸口反小于人迎也。

【白话解】

手少阴心经，起始于心中，从心出来以后就联属于心的脉络，然后就向下贯穿横膈膜，而联络于与本经相表里的脏腑——小肠；它的支脉，从心的脉络向上走行，并挟行于咽喉的两旁，此后再向上行而与眼球内连于脑的脉络相联系；它直行的经脉，从心的脉络上行至肺部，然后再向下走行而横出于腋窝下，此后再向下沿着上臂内侧的后缘走行，且循行于手太阴肺经和手厥阴心包络经的后方，一直下行而至肘内，再沿着前臂内侧的后缘循行，直达掌后小指侧高骨的尖端，并进入手掌内侧的后缘，再沿着小指内侧到达小指的前端，而与手太阳小肠经相衔接。

手少阴心经之经气发生异常的变动，就会出现咽喉干燥，心痛，口渴而想要喝水，这是循行于臂部的心经气血逆乱导致的病证。手少阴心经上的腧穴主治的病证，如眼睛发黄，胁肋疼痛，上臂及下臂的内侧后缘处疼痛、厥冷，掌心发热疼痛。治疗上面这些病证时，经气亢盛用泻法，经气不足用补法；热证宜速刺，寒证要留针；阳气内衰以致脉道虚陷不起用灸法；不盛不虚之证，从本经取穴，不施补泻手法。本经经气亢盛，其寸口脉的脉象比人迎脉的脉象大两倍；而本经经气虚弱，其寸口脉的脉象反而会比人迎脉的脉象小。

【原文】

小肠手太阳之脉，起于小指之端，循手外侧上腕，出踝中，直上循臂骨下廉，

出肘内侧两筋之间，上循臑外后廉，出肩解，绕肩胛，交肩上，入缺盆络心，循咽下膈，抵胃属小肠；其支者，从缺盆循颈上颊，至目锐眦，却入耳中；其支者，别颊上䪼抵鼻，至目内眦，斜络于颧。

是动则病嗌痛颔肿，不可以顾，肩似拔，臑似折。是主液所生病者，耳聋，目黄颊肿，颈颔肩臑肘臂外后廉痛。为此诸病，盛则写之，虚则补之，热则疾之，寒则留之，陷下则灸之，不盛不虚，以经取之。盛者人迎大再倍于寸口，虚者人迎反小于寸口也。

【白话解】

手太阳小肠经，起始于手小指外侧的末端，沿着手的后缘循行而向上到达腕部，并出于腕后小指侧的高骨，再沿着前臂尺骨的下缘直行而上，出于肘后内侧两筋的中间，再向上沿着上臂外侧的后缘，出于肩后的骨缝处，绕行肩胛部，再前行而相交于肩上，继而进入缺盆，深入体内而联络于与本经相表里的脏腑—心，此后再沿着食管下行并贯穿横膈，到达胃部，最后再向下行而联属于本经所属的脏腑—小肠；它的一条支脉，从缺盆部分出，沿着颈部向上走行而到达颊部，再从颊部行至外眼角，最后从外眼角斜下而进入耳内；它的另一条支脉，从颊部别行而出，走向眼眶下方，并从眼眶下方到达鼻部，然后再抵达内眼角，最后再从内眼角向外斜行并络于颧骨，而与足太阳膀胱经相衔接。

手太阳小肠经之经气发生异常的变动，就会出现咽喉疼痛，腮下肿，颈项难以转动而不能回顾，肩部就像在被人拉拔一样紧张疼痛，上臂部就像已被折断一样剧痛难忍。手太阳小肠经腧穴主治水液代谢障碍所发生的病证，如耳聋，眼睛发黄，面颊肿胀，以及颈部、颔部、肩部、上臂、肘部、前臂等部位的外侧后缘处疼痛。治疗上面这些病证时，经气亢盛用泻法，经气不足用补法；热证宜速刺，寒证要留针；阳气内衰以致脉道虚陷不起用灸法；不盛不虚之证，从本经取穴，不施补泻手法。本经经气亢盛，其人迎脉的脉象比寸口脉的脉象大两倍；而本经经气虚弱，其人迎脉的脉象反而会比寸口脉的脉象小。

【原文】

膀胱足太阳之脉，起于目内眦，上额交巅；其支者，从巅至耳上角；其直者，从巅入络脑，还出别下项，循肩髆内，挟脊抵腰中，入循膂，络肾属膀胱；其支者，从腰中下挟脊贯臀，入腘中；其支者，从髆内左右，别下贯胛，挟脊内，过髀枢，循髀外，从后廉下合腘中，以下贯踹内，出外踝之后，循京骨至小指外侧。

是动则病冲头痛，目似脱，项似拔，脊痛，腰似折，髀不可以曲，腘如结，踹如裂，是为踝厥。是主筋所生病者，痔、疟、狂、癫疾，头顖项痛，目黄，泪出，鼽衄，项、背、腰、尻、腘、踹、脚皆痛，小指不用。为此诸病，盛则写之，虚则补之，热则疾之，寒则留之，陷下则灸之，不盛不虚，以经取之。盛者人迎大再倍

于寸口，虚者人迎反小于寸口也。

【白话解】

足太阳膀胱经，起始于内眼角，向上经过额部而交会于头部的最高处——巅顶；它的一条支脉，从巅顶走行至耳的上角；它直行的经脉，从巅顶向内深入而络于脑髓，然后返还出来，再下行到达颈项的后部，此后就沿着肩胛的内侧，挟行于脊柱的两旁，抵达腰部，再沿着脊柱旁的肌肉深入腹内，而联络于与本经相表里的脏腑——肾，并联属于本经所属的脏腑——膀胱；另有一条支脉，从腰部分出，挟着脊柱的两侧下行并贯穿臀部，而直入于膝部的腘窝中；还有一条支脉，从左右的肩胛骨处分出，向下贯穿肩胛骨，再挟着脊柱的两侧，在体内下行，通过髀枢部，然后再沿着大腿外侧的后缘向下走行，而与先前进入腘窝的那条支脉在腘窝中相会合，由此再向下走行，通过小腿肚的内部，出于外踝骨的后方，再沿着足小趾本节后的圆骨，到达足小趾外侧的末端，而与足少阴肾经相衔接。

足太阳膀胱经之经气发生异常的变动，就会出现邪气上冲脑之头痛，眼睛疼痛得好像从眼眶中脱出似的，颈项就好像在被牵拔一样紧张疼痛，脊柱疼痛，腰部就好像已被折断一样疼痛难忍，髋关节不能屈曲，腘部筋脉有捆绑感、不能随意运动，小腿肚疼痛得就好像要裂开一样，这是因本经经气逆乱，从外踝部向上厥逆的病证。足太阳膀胱经主治筋脉所发生的病证，如痔疮，疟疾，狂病，癫病，头顶部项部疼痛，眼睛发黄，流泪，鼻塞或鼻出血，项、背、腰、尾骶骨处、腘窝、小腿肚、脚等部位疼痛，足小趾不能活动。治疗上面这些病证时，经气亢盛用泻法，经气不足用补法；热证宜速刺，寒证要留针；阳气内衰以致脉道虚陷不起用灸法；不盛不虚之证，从本经取穴，不施补泻手法。本经经气亢盛，其人迎脉的脉象比寸口脉的脉象大两倍；而本经经气虚弱，其人迎脉的脉象反而会比寸口脉的脉象小。

【原文】

肾足少阴之脉，起于小指之下，邪走足心，出于然谷之下，循内踝之后，别入跟中，以上踹内，出腘内廉，上股内后廉，贯脊属肾，络膀胱；其直者，从肾上贯肝膈，入肺中，循喉咙，挟舌本；其支者，从肺出络心，注胸中。

是动则病饥不欲食，面如漆柴，咳唾则有血，喝喝而喘，坐而欲起，目䀮䀮，如无所见，心如悬若饥状；气不足则善恐，心惕惕如人将捕之，是谓骨厥。是主肾所生病者，口热舌干，咽肿上气，嗌干及痛，烦心，心痛，黄疸，肠澼，脊股内后廉痛，痿厥，嗜卧，足下热而痛。为此诸病，盛则写之，虚则补之，热则疾之，寒则留之，陷下则灸之，不盛不虚，以经取之。灸则强食生肉，缓带披发，大杖重履而步。盛者寸口大再倍于人迎，虚者寸口反小于人迎也。

【白话解】

足少阴肾经，起始于足小趾的下方，斜行走向足心部，出于内踝前下方之然谷穴所在的部位，然后沿着内踝的后方，别行向下，入于足跟部，再由足跟部上行至小腿肚的内侧，并出于腘窝的内侧，此后再沿着大腿内侧的后缘，贯穿脊柱，而联属于本经所属的脏腑——肾，并联络于与本经相表里的脏腑——膀胱；其直行的经脉，从肾向上行，贯穿肝和横膈膜，而进入肺，再从肺沿着喉咙上行并最终挟傍于舌的根部；另有一条支脉，从肺发出，联络于心，并贯注于胸内，而与手厥阴心包络经相衔接。

足少阴肾经之经气发生异常的变动，就会出现虽觉饥饿却不想进食，面色憔悴黯黑无光，咳唾带血，喘息喝喝有声，刚坐下去就想站起来，视物不清，就好像看不见东西一样，心中如悬挂在空中似的空荡不宁，其感觉就好像处于饥饿状态一样；气虚不足的，就常常会有恐惧感，患者心中怦怦跳动，就好像有人要来逮捕他一样，肾主骨，因本经经脉之气上逆而出现的证候。足少阴肾经上的腧穴主治肾脏所发生的疾病，如自觉口中发热，舌干，咽部肿胀，气上逆，喉咙干燥而疼痛，心烦，心痛，黄疸，痢疾，脊柱及大腿内侧后缘疼痛，四肢痿弱厥冷，嗜睡，足底发热并疼痛。治疗上面这些病证时，经气亢盛用泻法，经气不足用补法；热证宜速刺，寒证要留针；阳气内衰以致脉道虚陷不起用灸法；不盛不虚之证，从本经取穴，不施补泻手法。针灸之后使食欲旺盛，促使肌肉生长，并放宽衣带，散开头发，使身体舒展，手持大杖，脚着重履而走路。本经经气亢盛，其寸口脉的脉象比人迎脉的脉象大两倍；而本经经气虚弱，其寸口脉的脉象反而会比人迎脉的脉象小。

【原文】

心主手厥阴心包络之脉，起于胸中，出属心包络，下膈，历络三膲；其支者，循胸出胁，下腋三寸，上抵腋下，循臑内，行太阴少阴之间，入肘中，下臂，行两筋之间，入掌中，循中指出其端；其支者，别掌中，循小指次指出其端。

是动则病手心热，臂肘挛急，腋肿，甚则胸胁支满，心中憺憺大动，面赤目黄，喜笑不休。是主脉所生病者，烦心，心痛，掌中热。为此诸病，盛则写之，虚则补之，热则疾之，寒则留之，陷下则灸之，不盛不虚，以经取之。盛者寸口大一倍于人迎，虚者寸口反小于人迎也。

【白话解】

手厥阴心包经，起始于胸中，向外走行而联属于本经所属的脏腑——心包络，然后再下行贯穿横膈膜，由此而经过并依次联络于与本经相表里的脏腑——三焦；它的一条支脉，从胸中横出至胁部，再走行到腋下三寸处，此后再向上循行，抵达腋窝部，然后再沿着上臂的内侧，在手太阴肺经与手少阴心经这两条经脉的中间向下循行，进入肘中，再沿着前臂内侧两筋的中间下行，入于掌中，再沿着中指直达其末端；它的另一条支脉，从掌心别行而出，沿着无名指到达其末端，而与手少阳三焦经相衔接。

手厥阴心包络经之经气发生异常的变动，就会出现掌心发热，臂肘拘挛，腋下肿胀；更严重的出现胸部、胁肋部支撑满闷，心中动悸，心神不安，面红，眼睛发黄，喜笑不止。手厥阴心包络经上的腧穴主治血脉病变所产生的病证，如心烦，心痛，掌心发热。治疗上面这些病证时，经气亢盛用泻法，经气不足用补法；热证宜刺针，寒证要留针；阳气内衰以致脉道虚陷不起用灸法；不盛不虚之证，从本经取穴，不施补泻手法。本经经气亢盛，其寸口脉的脉象比人迎脉的脉象大一倍；而本经经气虚弱，其寸口脉的脉象反而会比人迎脉的脉象小。

【原文】

三焦手少阳之脉，起于小指次指之端，上出两指之间，循手表腕，出臂外两骨之间，上贯肘，循臑外上肩，而交出足少阳之后，入缺盆，布膻中，散落心包，下膈，循属三焦；其支者，从膻中上出缺盆，上项，系耳后直上，出耳上角，以屈下颊至䪼；其支者，从耳后入耳中，出走耳前，过客主人前，交颊，至目锐眦。

是动则病耳聋浑浑焞焞，嗌肿，喉痹。是主气所生病者，汗出，目锐眦痛，颊痛，耳后肩臑肘臂外皆痛，小指次指不用。为此诸病，盛则写之，虚则补之，热则疾之，寒则留之，陷下则灸之，不盛不虚，以经取之。盛者人迎大一倍于寸口，虚者人迎反小于寸口也。

【白话解】

手少阳三焦经，起始于无名指的末端，向上走行而出于小指与无名指之间，再沿着手背腕关节处，并出于前臂外侧尺骨桡骨之间，再向上循行，穿过肘部，沿着上臂的外侧，上行至肩部，而与足少阳胆经相交叉，并出行于足少阳胆经的后方，此后再进入缺盆，分布于两乳之间的膻中处，并散布联络于与本经相表里的脏腑——心包络，再向下穿过横膈膜，而依次联属于本经所属的脏腑——上、中、下三焦。它的一条支脉，从胸部的膻中处上行，出于缺盆，并向上走行到颈项，连系于耳后，再直上而出于耳上角，并由此屈折下行，绕颊部，而到达眼眶的下方；它的另一条支脉，从耳的后方进入耳中，再出行至耳的前方，经过足少阳胆经所属之客主人穴的前方，与前一条支脉交会于颊部，由此再上行至外眼角，而与足少阳胆经相衔接。

手少阳三焦经之经气发生异常的变动，就会出现耳聋，听声模糊不清，咽肿，咽喉肿痛。手少阳三焦经上的腧穴可主治气所产生的病证，如自汗出，外眼角疼痛，面颊痛，耳后、肩部、上臂、肘部、前臂等部位的外缘处都疼痛，无名指不能活动。治疗上面这些病证时，经气亢盛用泻法，经气不足用补法；热证宜速刺，寒证要留针；阳气内衰以致脉道虚陷不起用灸法；不盛不虚之证，从本经取穴，不施补泻手法。本经经气亢盛，其人迎脉的脉象比寸口脉的脉象大一倍；而本经经气虚弱，其人迎脉的脉象反而会比寸口脉的脉象小。

【原文】

胆足少阳之脉，起于目锐眦，上抵头角，下耳后，循颈行手少阳之前，至肩上，却交出手少阳之后，入缺盆；其支者，从耳后入耳中，出走耳前，至目锐眦后；其支者，别锐眦，下大迎，合于手少阳，抵于䪼，下加颊车，下颈合缺盆以下胸中，贯膈络肝属胆，循胁里，出气街，绕毛际，横入髀厌中；其直者，从缺盆下腋，循胸过季胁，下合髀厌中，以下循髀阳，出膝外廉，下外辅骨之前，直下抵绝骨之端，下出外踝之前，循足跗上，入小指次指之间；其支者，别跗上，入大指之间，循大指歧骨内，出其端，还贯爪甲，出三毛。

是动则病口苦，善太息，心胁痛不能转侧，甚则面微有尘，体无膏泽，足外反热，是为阳厥。是主骨所生病者，头痛颔痛，目锐眦痛，缺盆中肿痛，腋下肿，马刀侠瘿，汗出振寒，疟，胸胁肋髀膝外至胫绝骨外踝前及诸节皆痛，小指次指不用。为此诸病，盛则写之，虚则补之，热则疾之，寒则留之，陷下则灸之，不盛不虚，以经取之。盛者人迎大一倍于寸口，虚者人迎反小于寸口也。

【白话解】

足少阳胆经，起始于外眼角，向上循行至额角，再折而下行，绕至耳的后方，然后沿着颈部，在手少阳三焦经的前方向下走行，到达肩上，再与手少阳三焦经相交叉并出行到其后方，而进入缺盆；它的一条支脉，从耳的后方进入耳中，再出行至耳的前方，最后到达外眼角的后方；它的另一条支脉，从外眼角处别出，下行至大迎穴处，再由此上行而与手少阳三焦经相合，并到达眼眶的下方，折行，到达颊车的部位，再向下循行至颈部，并与前述之本经的主干会合于缺盆部，然后再由缺盆部下行至胸中，穿过横膈膜，而联络于与本经相表里的脏腑——肝，并联属于本经所属的脏腑——胆，此后再沿着胁部的里面向下走行，出于少腹两侧的气街部，再绕过耻骨部的阴毛处，而横行进入环跳穴所在的部位；其直行的经脉，从缺盆部下行至腋部，再沿着胸部通过季胁，并与前一支脉相合于环跳穴所在的部位，由此向下行，沿着大腿的外侧到达膝部的外缘，再下行到腓骨的前方，然后一直下行，抵达外踝上方之腓骨末端的凹陷处，再向下行而出于外踝的前方，并由此沿着足背，进入足之第五趾与第四趾的中间；还有一条支脉，从足背别行而出，进入足之大趾与次趾的中间，并沿着足大趾的外侧（靠近次趾的那一侧）行至其末端，然后再回转过来，穿过足大趾的爪甲部分，出于趾甲后方的丛毛部位，而与足厥阴肝经相衔接。

足少阳胆经之经气发生异常的变动，就会出现口苦，时常叹气，胸胁部作痛以致身体不能转动；病情严重时，还会出现面色灰暗，像蒙了一层灰尘一样，全身皮肤枯槁而失于润泽，足外侧反觉发热，这是足少阳之气厥逆引起的病证。足少阳胆经可主治其经脉所过部位骨的病证，如头痛，颔部疼痛，外眼角痛，缺盆中肿痛，腋下肿胀，腋下或颈部病发瘰疬，自汗出而战栗怕冷，疟疾，胸胁、肋部、大腿、膝盖等部位的外侧，直至小腿外侧、绝骨、外踝前等部位以及胆经经脉循行所经过的各个关节都发生疼痛，足小趾旁侧之足趾（即第四足趾）不能活动。治疗上面这些病证时，经气亢盛用泻法，经气不足用补法；热证宜速刺，寒证要留针；阳气内衰以致脉道虚陷不起用灸法；不盛不虚之证，从本经取穴，不施补泻手法。本经经气亢盛，其人迎脉的脉象比寸口脉的脉象大一倍；而本经经气虚弱，其人迎脉的脉象反而会比寸口脉的脉象小。

【原文】

肝足厥阴之脉，起于大指丛毛之际，上循足跗上廉，去内踝一寸，上踝八寸，交出太阴之后，上腘内廉，循股阴入毛中，过阴器，抵小腹，挟胃属肝络胆，上贯膈，布胁肋，循喉咙之后，上入颃颡，连目系，上出额，与督脉会于巅；其支者，从目系下颊里，环唇内；其支者，复从肝别贯膈，上注肺。

是动则病腰痛不可以俛仰，丈夫㿗疝，妇人少腹痛，甚则嗌干，面尘脱色。是主肝所生病者，胸满呕逆飧泄，狐疝遗溺闭癃。为此诸病，盛则写之，虚则补之，热则疾之，寒则留之，陷下则灸之，不盛不虚，以经取之。盛者寸口大一倍于人迎，虚者寸口反小于人迎也。

【白话解】

足厥阴肝经，起始于足大趾趾甲后方之丛毛的边缘，然后沿着足背的上缘向上走行，到达内踝前一寸的地方，再向上循行至内踝上方八寸的部位，而与足太阴脾经相交叉并出行到其后方，此后再上行至膝部腘窝的内缘，并沿着大腿内侧，进入阴毛之中，然后环绕并通过阴器，而抵达少腹部，由此再挟行于胃的两旁，并联属于本经所属的脏腑——肝，再联络于与本经相表里的脏腑——胆，此后再向上走行，贯穿横膈膜，并散布于胁肋，然后再沿着喉咙的后方，向上进入咽后壁上的后鼻道，由此再向上走行，而与眼球连络于脑的脉络相联系，再向上行，出于额部，与督脉会合于头顶的最高处（即百会穴所在的部位）；它的一条支脉，从眼球连络于脑的脉络处别行而出，向下行至颊部里面，再环绕口唇的内侧；它的另一条支脉，从肝别行而出，贯穿横膈膜，再向上走行并注于肺，而与手太阴肺经相衔接。

足厥阴肝经之经气发生异常的变动，就会出现腰痛不能前俯后仰，男子病发睾丸肿痛下坠的病证，女子少腹疼痛；病情严重时，还会出现喉咙干燥，面部像蒙着灰尘一样黯无光泽。足厥阴肝经上的腧穴主治肝脏所发生的疾病，如胸中满闷，呕吐气逆，完谷不化的泄泻，腹股沟肿块时大时小，时上时下的小肠气，遗尿，排尿困难，点滴而下甚则闭塞不通。治疗上面这些病证时，经气亢盛用泻法，经气不足用补法；热证宜速刺，寒证要留针；阳气内衰以致脉道虚陷不起用灸法；不盛不虚之证，从本经取穴，不施补泻手法。本经经气亢盛，其寸口脉的脉象比人迎脉的脉象大一倍；而本经经气虚弱，其寸口脉的脉象反而会比人迎脉的脉象小。

灵枢·百病始生第六十六

【原文】

黄帝问于岐伯曰：夫百病之始生也，皆生于风雨寒暑，清湿喜怒。喜怒不节则伤藏，风雨则伤上，清湿则伤下，三部之气，所伤异类，愿闻其会。岐伯曰：三部之气各不同，或起于阴，或起于阳，请言其方。喜怒不节则伤藏，藏伤则病起于阴也；清湿袭虚，则病起于下；风雨袭虚，则病起于上，是谓三部。至于其淫泆，不可胜数。

黄帝曰：余固不能数，故问先师，愿卒闻其道。岐伯曰：风雨寒热，不得虚，邪不能独伤人。卒然逢疾风暴雨而不病者，盖无虚，故邪不能独伤人。此必因虚邪之风，与其身形，两虚相得，乃客其形，两实相逢，众人肉坚，其中于虚邪也，因于天时，与其身形，参以虚实，大病乃成。气有定舍，因处为名，上下中外，分为三员。

【白话解】

黄帝向岐伯问道：多种疾病的发生，都是由于风、雨、寒、暑等邪气，寒湿、喜怒等因素的影响。喜怒不节制则损伤内脏；风雨等邪气则伤人体的上部；地之寒湿邪气则侵害人体的下部。伤于上部的风雨，伤于下部的清湿和伤于五脏的喜怒邪气，所侵害的部位不同，希望听听您的领会。岐伯回答说：伤于人体三部的邪气各有不同，或者先发生在阴分，或者先发生在阳分，请让我说说其中的道理。喜怒等情志不节则伤内脏，内脏受伤则病起于阴分；寒湿乘虚侵袭则病起于下部；风雨等邪气乘虚侵袭则病起于上部。这是根据邪气的致病特点分为三个方面。至于邪气在人体内的传变情况，就难以讲清楚了。

黄帝说：我确实不能清楚，所以才请教你，希望详细听听其中的道理。岐伯说：风雨寒热之邪，不遇到正气虚的机体，邪气不能单独侵害人体。突然遇到狂风骤雨而不生病，是因为机体正气不虚，所以邪气不能单独伤人致病。这一定是由于致病的异常气候，遇到机体正气虚，虚邪遇到正气虚弱之人，则会留滞于人体而发病。正气充实的人在正常的气候下，就会身体健康。遇到致病的异常气候，决定于四时气候变化，以及身体素质，即人体正气不足而邪气盛，就会发生疾病。邪气伤人有一定的部位，根据不同部位而确定其病名。人体从纵向划分为上、中、下三部；从横向层次划分为表、里和半表半里三部。

【原文】

是故虚邪之中人也，始于皮肤，皮肤缓则腠理开，开则邪从毛发入，入则抵深，深则毛发立，毛发立则淅然，故皮肤痛。留而不去，则传舍于络脉，在络之时，痛于肌肉，其痛之时息，大经乃代。留而不去，传舍于经。在经之时，洒淅喜惊。留而不去，传舍于输。在输之时，六经不通，四支则支节痛，腰脊乃强。留而不去，传舍于伏冲之脉，在伏冲之时，体重身痛。留而不去，传舍于肠胃，在肠胃之时，贲响腹胀，多寒则肠鸣飧泄，食不化；多热则溏出麋。留而不去，传舍于肠胃之外、募原之间，留著于脉。稽留而不去，息而成积。或著孙脉，或著络脉，或著经脉，或著输脉，或著于伏冲之脉，或著于膂筋，或著于肠胃之募原，上连于缓筋，邪气淫泆，不可胜论。

【白话解】

所以虚邪贼风侵袭人体，先从皮肤开始，皮肤不坚则腠理开泄，邪气从毛发侵入，到达较深部，毛发竖立，则出现怕冷的样子，所以皮肤疼痛。邪气留着不除，则内传留在络脉，邪气在络脉的时候，肌肉出现疼痛，疼痛时作时止，邪气由络脉深入经脉，经脉接替络脉受邪。邪气留着不去，内传留在经脉，邪气在经脉的时候，容易发生寒栗而不能自制，犹如受了惊恐一样。邪气留着而不去，内传留在输脉，邪气在输脉时，六经不通畅，四肢关节疼痛，腰脊强硬不适。邪气留着不去，内传留在循行靠近脊柱里面的冲脉，邪气在冲脉之时，体重身痛。邪气滞留不能祛除，内传留在肠胃，邪在肠胃，肠鸣腹胀。寒邪盛则肠鸣泄泻，食物不消化；热邪盛则大便稀溏、糜烂腐败、恶臭难闻。邪气滞留不能祛除，内传留在肠胃外面的膜原之间，留着在血脉之中。邪气停留而不去，逐渐长成积块肿物。邪气侵犯人体后，或留在小的孙络、或留在络脉、或留在经脉，或留在输脉，或留在伏冲之脉，或留在附于脊膂之筋，或留在肠胃外的膜原，上连循于腹内之筋，邪气浸淫传变，难以言尽。

【原文】

黄帝曰：愿尽闻其所由然。岐伯曰：其著孙络之脉而成积者，其积往来上下，臂手孙络之居也，浮而缓，不能句积而止之，故往来移行肠胃之间，水凑渗注灌，濯濯有音，有寒则䐜䐜满雷引，故时切痛。其著于阳明之经，则挟脐而居，饱食则益大，饥则益小。其著于缓筋也，似阳明之积，饱食则痛，饥则安。其著于肠胃之募原也，痛而外连于缓筋，饱食则安，饥则痛。其著于伏冲之脉者，揣之应手而动，发手则热气下于两股，如汤沃之状。其著于膂筋，在肠后者，饥则积见，饱则积不见，按之不得。其著于输之脉者，闭塞不通，津液不下，孔窍干壅。此邪气之从外入内，从上下也。

黄帝曰：积之始生，至其已成，奈何？岐伯曰：积之始生，得寒乃生，厥乃成

积也。黄帝曰：其成积奈何？岐伯曰：厥气生足悗，悗生胫寒，胫寒则血脉凝涩，血脉凝涩则寒气上入于肠胃，入于肠胃则䐜胀，䐜胀则肠外之汁沫迫聚不得散，日以成积。卒然多食饮则肠满，起居不节，用力过度则络脉伤。阳络伤则血外溢，血外溢则衄血；阴络伤则血内溢，血内溢则后血。肠胃之络伤，则血溢于肠外，肠外有寒，汁沫与血相抟，则并合凝聚不得散，而积成矣。卒然外中于寒，若内伤于忧怒，则气上逆，气上逆则六输不通，温气不行，凝血蕴里而不散，津液涩渗，著而不去，而积皆成矣。

【白话解】

黄帝说：希望详细地听听积的机理。岐伯道：邪气停留在孙络而形成的积块，积块上下活动，停聚在孙络之处，孙络浮浅而松缓，不能约束积块而固定，所以积块上下活动在肠胃之间，水液汇聚渗流，往来冲激，发出濯濯之声。如有寒邪则腹部胀满而肠鸣，时常急剧疼痛。邪气留着在足阳明经则形成脐两旁之积，饱食后则积块显大，饥饿空腹时积块变小。邪气留着在缓筋而形成的积块，与阳明经的积块相似，饱食则出现疼痛，饥饿时则不痛。邪气留着在肠胃之膜原而成积，疼痛向外牵连到肠外的缓筋，饱食后不痛，饥饿时疼痛。邪气留着在伏冲之脉而成积，用手按腹部，积块应手跳动，抬手则患者自觉有热气下行到两股，像用热水浇灌。邪气留着在膂筋而成积，积在肠胃后面，饥饿则积块出现，饱食后则积块不出现也触摸不到。邪气留着在输脉而成积，脉道闭塞不通，津液不能输布，皮毛孔窍干燥壅塞。这些都是邪气从外部侵犯到内部，从上部到下部传变的结果。

黄帝问：积病开始生成到已经形成，是怎样的呢？岐伯答道：积病开始生成，受到寒邪的侵害而产生的，是寒气从足上厥，凝滞气血津液，逐渐形成积块。黄帝又问：形成的积病是怎样的呢？岐伯答道：寒逆之气导致足部出现的疼痛、活动不便等症，逐渐又导致小腿部寒冷，小腿部寒冷则血脉凝滞，血脉凝滞则寒邪上逆进入肠胃，进入肠胃则腹胀，腹胀则迫使肠外的津液结聚而不得布散，日益加重而形成积病。突然暴食暴饮致肠胃胀满，生活起居不慎，用力过度，则使细小的络脉损伤。表浅的阳络损伤则血溢于外，出现各种衄血症状。肠腔里面的络脉损伤，血溢于肠道之内，而为便血之症。肠胃的络脉损伤则血溢到肠道外，适逢肠外有寒邪，肠外的津液与血相搏结则合并凝聚在一起不能消散，而发展成为积病。突然外感寒邪，或者内有忧伤愤怒闷等情志损伤，则气机上逆，气机上逆则六经气血运行不通畅，阳气不运，凝结之血聚积包裹在一起而不能消散，津液渗透不利，留着而不得布散，积病就形成了。

【原文】

黄帝曰：其生于阴者，奈何？岐伯曰：忧思伤心；重寒伤肺；忿怒伤肝；醉以入房，汗出当风，伤脾；用力过度，若入房汗出浴，则伤肾。此内外三部之所生病

者也。

黄帝曰：善。治之奈何？岐伯答曰：察其所痛，以知其应，有余不足，当补则补，当写则写，毋逆天时，是谓至治。

【白话解】

黄帝问：病起于内脏的，是怎么回事？岐伯答道：忧愁思虑过度则伤心；外感寒邪，饮食寒冷则伤肺；忿恨恼怒过度则伤肝；酒醉后行房事，汗出后又受风则伤脾；用力过度，或行房事而大汗淋漓后又沐浴则伤肾。上述就是内外三部所发生的疾病。

黄帝说：说得好！怎样治疗呢？岐伯答道：审察病症的部位、性质，即可知道相应的内在病变；根据其有虚有实，虚实夹杂，当补则补、当泻则泻，同时不要违背四时气候的规律，这就是最好的治疗。

素问·生气通天论篇第三

【原文】

黄帝曰：夫自古通天者，生之本，本于阴阳。天地之间，六合之内，其气九州、九窍、五藏、十二节，皆通乎天气。其生五，其气三，数犯此者，则邪气伤人，此寿命之本也。苍天之气，清净则志意治，顺之则阳气固，虽有贼邪，弗能害也，此因时之序。故圣人传精神，服天气，而通神明。失之，则内闭九窍，外壅肌肉，卫气散解，此谓自伤，气之削也。

【白话解】

黄帝说：自古以来，人与天地自然界息息相通，生命的根本本于阴阳。天地之间，宇宙之内，无论是九州之域，还是人的九窍、五脏、十二大关节，都与自然界阴阳相通。阴阳二气衍生木、火、土、金、水五行，阴阳二气各分为三阴三阳之气。如果经常违背人身阴阳之气与自然界相通的规律，邪气就会伤害人体。因此，适应这个规律是寿命得以延续的根本。苍天之气清净则人的精神活动正常，顺应阴阳之气的变化，阳气固密充实，即使有贼风邪气，也不能加害于人，这是根据四时之气变化之序。所以圣人精神专一，顺应自然界阴阳之气的变化，达到天人阴阳变化协调统一。如果违逆了这一原则，在内使九窍闭阻不通，在外使肌肉腠理壅塞，卫阳之气耗散解离，这是自己招致的伤害，使正气减弱。

【原文】

阳气者，若天与日，失其所则折寿而不彰，故天运当以日光明。是故阳因而上，卫外者也。因于寒，欲如运枢，起居如惊，神气乃浮。因于暑，汗，烦则喘

喝，静则多言，体若燔炭，汗出而散。因于湿，首如裹，湿热不攘，大筋緛短，小筋弛长，緛短为拘，弛长为痿。因于气，为肿。四维相代，阳气乃竭。阳气者，烦劳则张，精绝，辟积于夏，使人煎厥。目盲不可以视，耳闭不可以听，溃溃乎若坏都，汩汩乎不可止。阳气者，大怒则形气绝，而血菀于上，使人薄厥。有伤于筋，纵，其若不容。汗出偏沮，使人偏枯。汗出见湿，乃生痤疿。高梁之变，足生大丁，受如持虚。劳汗当风，寒薄为皶，郁乃痤。阳气者，精则养神，柔则养筋。开阖不得，寒气从之，乃生大偻。陷脉为瘘，留连肉腠。俞气化薄，传为善畏，及为惊骇。营气不从，逆于肉理，乃生痈肿。魄汗未尽，形弱而气烁，穴俞以闭，发为风疟。故风者，百病之始也。清静则肉腠闭拒，虽有大风苛毒，弗之能害，此因时之序也。故病久则传化，上下不并，良医弗为。故阳畜积病死，而阳气当隔，隔者当写，不亟正治，粗乃败之。故阳气者，一日而主外，平旦人气生，日中而阳气隆，日西而阳气已虚，气门乃闭。是故暮而收拒，无扰筋骨，无见雾露，反此三时，形乃困薄。

【白话解】

人身的阳气，就好像天上的太阳一样，阳气运行失常，人的寿命夭折而不彰著于世。所以天体的运行赖太阳而有光明，所以人的阳气顺应自然界阳气上升，卫外御邪。受寒邪侵袭，人体阳气的卫外作用，有如户枢那样主司肌表腠理的开阖，若生活作息没有正常的规律，阳气开合失序而浮散。受暑邪侵袭，多汗，烦躁，喘声喝喝，神昏谵语，身体发热如燃烧之炭火，如有汗出，则热随汗而外散。受湿邪侵袭，头部沉重不爽，如有物包蒙，湿热不消除，大筋、小筋或者收缩拘急，或者松弛不用，收缩为拘挛，弛缓为痿弱。受风邪侵袭，发为浮肿。寒、暑、湿、气（风）四种邪气更替伤人，阳气就逐渐衰竭。阳气，在人过劳时则亢盛于外，阴精亏损，重复发生持续到夏季，使人发生煎厥，眼睛昏蒙看不见东西，耳朵闭塞听不到声音，来势凶猛像损坏堤防，发生迅速不可收拾。人的阳气，在大怒时则气上逆，脏腑经络之气阻绝不通，血随气逆而淤积于上，使人发生薄厥。筋脉受到损伤，则弛纵不收，肢体不能随意运动。应汗出而半身无汗，使人发生半身不遂。汗出时，遇到湿邪，就会发生疖子痱子。过食肥甘厚味之品，会使人发生疔疮，招致疾病就像拿着空虚的器皿受纳东西一样容易。劳动时汗出遇到风寒之邪，迫聚于皮腠形成粉刺，郁久成疮疖。人的阳气，养神则精神爽慧，养筋则筋脉柔和。腠理汗孔开合失时，寒气就会随之侵入，就会产生腰背和下肢弯曲而不能直起之病。寒邪深陷经脉就会产生疮疡溃破日久不愈，漏下脓水的瘘管，留连肌肉腠理。寒邪从腧穴传入而内迫五脏，发展为易恐及惊骇的病证。营气不能顺利地运行，阻逆于肌肉腠理，就会发生痈肿。体汗未止，形体虚弱，风寒乘虚侵入，腧穴闭阻，热不得散而灼伤正气，（热烁于内，风寒外束），就会发生寒热往来的风疟。所以风是多种疾病的首要因素。人清静则肌肉腠理固密而有抗拒外邪的能力，即使有致病作用剧烈的外来邪气，也不能伤害，这是顺应时序的变化规律保养生气。所以病久不愈则会内传变化，阴阳之气发生壅塞阻隔而不能相互交通，良医也无能为力。所以阳气蓄积也会致死，阳气阻挡隔绝，阻隔不通者应当用泻法治疗，不迅速正确施治，医疗水平较差的医生就会延误。人身的阳气，白天主司体表，清晨阳气开始活跃，中午阳气最旺盛，太阳偏西时体表的阳气逐渐虚少，汗孔也闭合。所以到了晚上，阳气收敛，腠理闭拒，不要扰动筋骨，也不要接近雾露。如果违反了一天之内这三个时段的阳气活动规律，形体就会困乏虚损。

【原文】

岐伯曰：阴者，藏精而起亟也；阳者，卫外而为固也。阴不胜其阳，则脉流薄疾，并乃狂。阳不胜其阴，则五藏气争，九窍不通。是以圣人陈阴阳，筋脉和同，骨髓坚固，气血皆从。如是则内外调和，邪不能害，耳目聪明，气立如故。风客淫气，精乃亡，邪伤肝也。因而饱食，筋脉横解，肠澼为痔。因而大饮，则气逆。因而强力，肾气乃伤，高骨乃坏。凡阴阳之要，阳密乃固，两者不和，若春无秋，若冬无夏，因而和之，是谓圣度。故阳强不能密，阴气乃绝；阴平阳秘，精神乃治；阴阳离决，精气乃绝。因于露风，乃生寒热。是以春伤于风，邪气留连，乃为洞泄；夏伤于暑，秋为痎疟；秋伤于湿，上逆而咳，发为痿厥；冬伤于寒，春必温病。四时之气，更伤五藏。

【白话解】

岐伯说：阴是藏精于内不断地起而与阳气相应；阳是卫护于外使体表固密。如果阴不胜阳，阳气亢盛，脉中气血流动急迫迅速，阳邪入于阳分，阳热内盛，扰乱神明而发为狂病。如果阳不胜阴，阴气亢盛，五脏功能失调，九窍不通利。所以圣人调和阴阳，从而筋脉调和，骨髓坚固，血气顺畅。这样则内外调和，邪气不能侵害，耳聪目明，脏腑经络之气运行如常。风邪自外侵入人体，逐渐损伤精气，阴精也就日渐消亡，风邪伤肝所致。若饮食过饱，筋脉纵弛不收，就会发生下利便脓血及痔疮。若饮酒过度，则气机上逆。若过度或勉强用力，肾气就会损伤，腰间脊骨也会损伤。阴与阳关系中的关键在于，阳气致密于外，阴精才能固守于内。阴阳二者不协调，就像只有春天而没有秋天，只有冬天而没有夏天一样。因此，阴阳的协调，是最佳的养生保健法度。所以阳气亢盛，不能致密于外，阴气就会竭绝。阴阳二气平和协调，人的精神才会正常。如果阴阳分离决绝，人的精气就会竭绝。由于感受风邪，就会发生寒热。所以春季感受风邪，邪气留连而不去，到了夏季会发生水谷不化、下利无度的重度泄泻。夏季感受暑邪，到秋天会发生疟疾。夏秋之交感受湿邪，到了冬天邪气上逆而发生咳嗽，还可发生痿厥病。冬季感受寒邪，到来年的春天，易发生温病。四时之气失调，更替伤害五脏。

【原文】

阴之所生，本在五味；阴之五宫，伤在五味。是故味过于酸，肝气以津，脾气乃绝；味过于咸，大骨气劳，短肌，心气抑；味过于甘，心气喘满，色黑，肾气不衡；味过于苦，脾气不濡，胃气乃厚；味过于辛，筋脉沮弛，精神乃央。是故谨和五味，骨正筋柔，气血以流，腠理以密，如是则骨气以精，谨道如法，长有天命。

【白话解】

阴精的产生，来源于饮食五味。储藏阴精的五脏，也会因过食五味而受伤。所以过食酸味，会使肝气过盛，从而导致脾气的衰竭；过食咸味，会使腰间脊骨功能耗损，肌肉短缩，心气抑郁；过食甜味，会使心跳急促，烦闷，颜面发黑，肾气失于平衡；过食苦味，会使脾气湿滞不运，胃气胀满；过食辛味，会使筋脉弛缓败坏，精神损伤。因此谨慎地调和五味，则骨骼强健，筋脉柔和，气血通畅，腠理致密，这样，骨、筋、气、血、腠理等均得五味滋养而强盛。谨慎依照正确的方法加以实行，就会长期保持天赋的生命力。

素问·玉机真藏论篇第十九（节选）

【原文】

五藏受气于其所生，传之于其所胜，气舍于其所生，死于其所不胜。病之且死，必先传行，至其所不胜，病乃死。此言气之逆行也，故死。肝受气于心，传之于脾，气舍于肾，至肺而死；心受气于脾，传之于肺，气舍于肝，至肾而死；脾受气于肺，传之于肾，气舍于心，至肝而死；肺受气于肾，传之于肝，气舍于脾，至心而死；肾受气于肝，传之于心，气舍于肺，至脾而死。此皆逆死也。一日一夜五分之，此所以占死生之早暮也。

黄帝曰：五藏相通，移皆有次，五藏有病，则各传其所胜。不治，法三月若六月，若三日若六日，传五藏而当死，是顺传所胜之次。故曰：别于阳者，知病从来；别于阴者，知死生之期。言知至其所困而死。

是故风者，百病之长也。今风寒客于人，使人毫毛毕直，皮肤闭而为热，当是之时，可汗而发也。或痹不仁、肿痛，当是之时，可汤熨及火灸刺而去之。弗治，病入舍于肺，名曰肺痹，发咳上气。弗治，肺即传而行之肝，病名曰肝痹，一名曰厥，胁痛出食，当是之时，可按若刺耳。弗治，肝传之脾，病名曰脾风，发瘅，腹中热，烦心，出黄，当此之时，可按可药可浴。弗治，脾传之肾，病名曰疝瘕，少腹冤热而痛，出白，一名曰蛊，当此之时，可按可药。弗治，肾传之心，病筋脉相引而急，病名曰瘛，当此之时，可灸可药。弗治，满十日，法当死。肾因传之心，心即复反传而行之肺，发寒热，法当三岁死，此病之次也。

【白话解】

五脏遭受病气来自我生之脏，向我克之脏传变，病气留止于生我之脏，死于克我之脏。当患者到将要死的时候，必先传行于克我之脏，患者才死。这是病气的逆传，所以会死亡。肝从心遭受病气，又传行于脾，其病气留止于肾，传到肺而死；心从脾遭受病气，传行于肺，病气留止于肝，传到肾而死；脾从肺遭受病气，传行于肾，病气留止于心，传到肝而死；肺从肾遭受病气，传行于肝，病气留止于脾，传到心而死；肾从肝遭受病气，传行于心，病气留止于肺，传到脾而死。这些都是病气之逆传而死。将一日一夜分作五个时段，分属五行五脏，依生克次序可以推测死亡时辰。

黄帝道：五脏是相连通的，病气传移都有一定的次序。五脏有病，则按五行相克次序传变。若病不早治，远则三个月或六个月，近则三天或六天，传遍五脏就当死了，这是相克的顺传次序。所以说：能区别一般病脉，便知病源；能区别真脏脉，便可以计算出患者的死亡时间。这就是说，预期其所不胜的脏气当旺之时令而死。

所以风为多种外邪致病的先导。现在风寒侵袭人体，使人毫毛直竖，皮肤腠理闭塞而发热，在这个时候，可用发汗的方法治疗。风寒留舍于脉络，肌肤麻痹不仁、肿胀疼痛，此时可用热水洗浴、温熨肌表及以火熏灼、针刺来驱散。如果不及时治疗，病气内舍于肺，叫做肺痹，咳嗽、气上逆。如果不及时治疗，病气由肺传行到肝，病名叫做肝痹，又叫做肝厥，胁痛、吐食，在这个时候，可用按摩或者针刺。如不及时治疗，由肝传行于脾，病名叫做脾风，黄疸，腹中热，心烦，小便黄，在这个时候，可用按摩、药物、沐浴；如再不治，由脾传行于肾，病名叫做疝瘕，少腹烦热疼痛，小便色白而混浊，又叫做蛊病，在这个时候，可用按摩、药物；如再不治，由肾传到心，发生筋脉抽搐拘挛，病名叫做瘛病，在这个时候，可用灸、药物；如再不治，十日之后，就会死亡。倘若病邪由肾传心，心又复反传于肺，发为寒热，应当三日即死，这是病气传行的一般次序。

【原文】

然其卒发者，不必治于传，或其传化有不以次。不以次入者，忧恐悲喜怒，令不得以其次，故令人有大病矣。因而喜大虚则肾气乘矣，怒则肝气乘矣，悲则肺气乘矣，恐则脾气乘矣，忧则心气乘矣，此其道也。故病有五，五五二十五变，及其传化。传，乘之名也。

【白话解】

然而，暴发的急病，就不必根据这个相传的次序而治。有些病不依这个次序传变。影响疾病不以次相传的因素，如忧、恐、悲、喜、怒等情志因素，使病邪不能依照这个次序相传，因而使人生大病了。大喜过望，心气太缓以至于涣散，心气虚则肾邪乘之；怒则肝邪乘脾；悲则肺邪乘肝；恐则脾邪乘肾；忧则心邪乘肺。这是五志过激，使病邪不以次序传变的道理。所以病邪有五，及其传化五脏，就有五五二十五变。所谓传化，以相乘的名义。

【原文】

黄帝曰：凡治病，察其形气色泽，脉之盛衰，病之新故，乃治之，无后其时。形气相得，谓之可治；色泽以浮，谓之易已；脉从四时，谓之可治；脉弱以滑，是有胃气，命曰易治，取之以时。形气相失，谓之难治；色夭不泽，谓之难已；脉实以坚，谓之益甚；脉逆四时，为不可治。必察四难，而明告之。

【白话解】

黄帝道：大凡治病，必先诊察人体形貌之肥瘦刚脆，脏腑气血之功能强弱，色之润枯，脉之虚实，病之新久，然后及时治疗，不能拖延治疗时机。病人形气相称，是可治之症；面色明润，病也易愈；脉动与四时相适应，也为可治；脉象柔和滑利，是有胃气，病也易治，根据不同时令，采用不同的治法。形气不相称，此谓难治；面色枯槁，没有光泽，病也难愈；脉实而硬，病必加重；脉动与四时相逆，为不可治。必须审察这四种难治情况，清楚地告诉患者。

【原文】

黄帝曰：余闻虚实以决死生，愿闻其情。岐伯曰：五实死，五虚死。帝曰：愿闻五实五虚。岐伯曰：脉盛、皮热、腹胀、前后不通、闷瞀，此谓五实；脉细、皮寒、气少、泄利前后、饮食不入，此谓五虚。帝曰：其时有生者何也？岐伯曰：浆粥入胃，泄注止，则虚者活；身汗得后利，则实者活。此其候也。

【白话解】

黄帝道：我听说根据虚实的病情可以判断死生，希望听听其中的道理！岐伯说：五实死，五虚也死。黄帝道：希望听听五实、五虚。岐伯说：脉盛是心受邪盛，皮热是肺受邪盛，腹胀是脾受邪盛，大小便不通是肾受邪盛，胸中郁闷、眼目昏花是肝受邪盛，这叫做五实。脉细是心气虚，皮寒是肺气虚，气少是肝气虚，泄利前后是肾气虚，饮食不入是脾气虚，这叫做五虚。黄帝道：五实、五虚，有时也有痊愈的，又是什么道理？岐伯说：粥浆能够进入胃中，胃气来复，大便泄泻停止，则虚证有转好之机。身汗后，大便通，则实证有转好之机。这就是五虚、五实证的转好之机。

素问·举痛论篇第三十九

【原文】

黄帝问曰：余闻善言天者，必有验于人；善言古者，必有合于今；善言人者，必有厌于己。如此，则道不惑而要数极，所谓明也。今余问于夫子，令言而可知，视而可见，扪而可得，令验于己，而发蒙解惑，可得而闻乎？岐伯再拜稽首对曰：何道之问也？帝曰：愿闻人之五藏卒痛，何气使然？岐伯对曰：经脉流行不止，环周不休，寒气入经而稽迟，泣而不行，客于脉外则血少，客于脉中则气不通，故卒然而痛。

【白话解】

黄帝问道：我听说善于谈论自然界的，一定在人事上验证；善于谈论古代的，一定在现在验证；善于谈论他人的，一定结合自己。这样，掌握事物的规律就不迷惑，而能把握重要道理之本源，这就是明达事理的人。现在我向先生请教，将问诊所知，望诊所见，切诊所得，使我有所体验，启发蒙昧，解除迷惑，可以说出来听听吗？岐伯再次跪拜回答说：你要问的是什么道理呢？黄帝说：希望听听人体的五脏突然作痛，是什么邪气造成的呢？岐伯回答说：人体经脉中的气血流行不止，如环无端，如果寒邪侵入了经脉，则经脉气血留滞不行，滞涩而不通畅，寒邪侵袭于经脉内外，或者血气少，或者血气不通，所以突然作痛。

【原文】

帝曰：其痛或卒然而止者，或痛甚不休者，或痛甚不可按者，或按之而痛止者，或按之无益者，或喘动应手者，或心与背相引而痛者，或胁肋与少腹相引而痛者，或腹痛引阴股者，或痛宿昔而成积者，或卒然痛死不知人，有少间复生者，或痛而呕者，或腹痛而后泄者，或痛而闭不通者，凡此诸痛，各不同形，别之奈何？岐伯曰：寒气客于脉外则脉寒，脉寒则缩蜷，缩蜷则脉绌急，绌急则外引小络，故卒然而痛，得炅则痛立止；因重中于寒，则痛久矣。寒气客于经脉之中，与炅气相薄则脉满，满则痛而不可按也。寒气稽留，炅气从上，则脉充大而血气乱，故痛甚不可按也。寒气客于肠胃之间，膜原之下，血不得散，小络急引故痛，按之则血气散，故按之痛止。寒气客于侠脊之脉，则深按之不能及，故按之无益也。寒气客于冲脉，冲脉起于关元，随腹直上，寒气客则脉不通，脉不通则气因之，故喘动应手矣。寒气客于背俞之脉，则脉泣，脉泣则血虚，血虚则痛，其俞注于心，故相引而痛。按之则热气至，热气至则痛止矣。寒气客于厥阴之脉，厥阴之脉者，络阴器，系于肝，寒气客于脉中，则血泣脉急，故胁肋与少腹相引痛矣。厥气客于阴股，寒

气上及少腹，血泣在下相引，故腹痛引阴股。寒气客于小肠膜原之间、络血之中，血泣不得注于大经，血气稽留不得行，故宿昔而成积矣。寒气客于五藏，厥逆上泄，阴气竭，阳气未入，故卒然痛死不知人，气复反，则生矣。寒气客于肠胃，厥逆上出，故痛而呕也。寒气客于小肠，小肠不得成聚，故后泄腹痛矣。热气留于小肠，肠中痛，瘅热焦渴，则坚干不得出，故痛而闭不通矣。

帝曰：所谓言而可知者也，视而可见奈何？岐伯曰：五藏六府，固尽有部，视其五色，黄赤为热，白为寒，青黑为痛，此所谓视而可见者也。帝曰：扪而可得奈何？岐伯曰：视其主病之脉，坚而血及陷下者，皆可扪而得也。帝曰：善。

【白话解】

黄帝说：疼痛有突然停止的，有痛得厉害而不停止的，有痛得厉害而不能按压的，有按压而疼痛停止的，有按压也不见缓解的，有疼痛血脉搏动按之急促应手的，有心和背部相互牵引而痛的，有胁肋和少腹相互牵引而痛的，有腹痛牵引大腿内侧近阴处的，有疼痛稽留日久而成积聚的，有突然疼痛昏厥如死不知人事稍停片刻而又清醒的，有痛而呕吐的，有腹痛而后泄泻的，有痛而大便闭结不通的，以上这些疼痛的情况，其病形各不相同，如何加以区别呢？岐伯说：寒邪侵袭脉外则经脉受寒，经脉受寒则经脉收缩不伸，收缩不伸则脉屈曲拘急，脉屈曲拘急则牵引在外的细小脉络，所以突然发生疼痛，得到热则疼痛立刻停止。假如再次感受寒邪则久痛不止。寒邪侵袭经脉之中，和人体本身的热气相互搏争，则经脉充满，脉满则痛而不可按。寒邪停留于脉中，人体本身的热气则随之而上，与寒邪相搏，则经脉充满，气血运行紊乱，故疼痛剧烈而不可触按。寒邪侵袭肠胃之间，膜原之下，以致血气凝涩而不散，细小的脉络拘急牵引，所以疼痛；如果以手按揉则血气散行，所以按之疼痛停止。寒邪侵袭脊柱两旁深部之伏冲、伏脊脉，由于邪侵的部位较深，按揉难以达到病所，所以按揉也无济于事。寒邪侵袭于冲脉之中，冲脉是从小腹关元穴开始，循腹上行，寒气侵入则冲脉不通，脉不通则气因之鼓脉欲通，所以腹痛而血脉搏动按之急促应手。寒邪侵于足太阳膀胱经的背腧穴，则血脉流行滞涩，脉涩则血虚，血虚则疼痛，因足太阳脉背俞与心相连，故心与背相引而痛，按揉能使热气来复，热气来复则寒邪消散，故疼痛即可停止。寒邪侵袭于足厥阴之脉，足厥阴之脉循股阴入毛中环阴器抵少腹，布胁肋而属于肝，寒邪侵入于脉中，则血凝涩而脉紧急，故胁肋与少腹牵引作痛。寒逆之气客于大腿内侧近前阴处，寒邪向上波及少腹，血凝滞在下相互牵引，所以腹痛牵引大腿内侧近前阴处。寒邪侵袭小肠膜原之间、络血之中，使络血凝涩不能流注于大经脉，血气留止不能畅行，故日久便可结成积聚。寒邪侵袭于五脏，脏气上逆外泄，阴气阻绝于内，阳气泄越于外不得入内，阴阳出于暂时离决状态，所以突然疼痛昏死不知人事，如果阳气复返，阴阳相接，则可以苏醒。寒邪侵袭于肠胃，肠胃之气逆而上行，所以疼痛而呕吐。寒邪侵袭小肠，小肠为受盛之腑，因寒而阳气不化，水谷不得停留，故泄泻而腹痛。如果热邪留蓄于小肠，也可发生肠中疼痛，内热伤津而唇焦口渴，粪便坚硬难以排出，所以腹痛而大便闭结不通。

黄帝说：以上所说的从问诊中可以了解，望诊可见又是怎样的呢？岐伯说：五脏六腑在面部各有一定的分部，望面部五色的变化就可以诊断疾病，如黄色赤色主热，白色主寒，青色黑色主痛，这就是通过望诊可以了解的。黄帝说：用手切诊而知病情是怎样的呢？岐伯说：审查主病的经脉，按之坚硬，局部血脉壅盛者为实；按之陷下，血脉濡软者为虚。这些都是可以切脉和局部按诊而得知的。黄帝说：说得好！

【原文】

余知百病生于气也，怒则气上，喜则气缓，悲则气消，恐则气下，寒则气收，炅则气泄，惊则气乱，劳则气耗，思则气结。九气不同，何病之生？岐伯曰：怒则气逆，甚则呕血及飧泄，故气上矣。喜则气和志达，荣卫通利，故气缓矣。悲则心系急，肺布叶举，而上焦不通，荣卫不散，热气在中，故气消矣。恐则精却，却则上焦闭，闭则气还，还则下焦胀，故气不行矣。寒则腠理闭，气不行，故气收矣。炅则腠理开，荣卫通，汗大泄，故气泄。惊则心无所倚，神无所归，虑无所定，故气乱矣。劳则喘息汗出，外内皆越，故气耗矣。思则心有所存，神有所归，正气留而不行，故气结矣。

【白话解】

我已知道许多疾病的发生，都是由于气机失调引起的，如暴怒则气上逆，喜则气舒缓，悲哀则气消损，恐惧则气下沉，寒则气收敛，热则气外泄，惊则气紊乱，过劳则气耗散，思则气郁结。这九种气各不相同，都会导致哪些病症呢？岐伯说：大怒则使肝气上逆，血随气逆，严重者则呕血，或肝气乘脾而发生飧泄，所以说是气上。喜乐而气和志达，荣卫通利，所以说是气缓。悲哀太过则心系拘急，肺叶上举，上焦不通利，营卫之气不得布散，热气郁内耗损心肺精气，所以说是气消。恐惧则使肾中精气退却，精气退却则不能上交心肺，故上焦闭塞，上焦闭塞则气还滞于下，气郁于下则下焦胀满，所以说恐则气下。寒气侵袭人体，则使腠理闭塞，营卫之气收敛而不得畅行，所以说是气收。火热之气能使人腠理开放，营卫通畅，汗液大量外出，致使营卫津液之气随汗而耗泄，所以说是气泄。大惊则心气动荡不宁，心神不能内守，而思虑无所安定，所以说是气乱。劳役过度则气动喘息，汗出过多，喘则肺气散失而内气越，汗出营卫散失而外气越，因而气为之耗散，所以说是气耗。思则心留存于某一事物，神归宿于一处，正气留结而不运行，所以说是气结。

素问·调经论篇第六十二（节选）

【原文】

经言阳虚则外寒，阴虚则内热，阳盛则外热，阴盛则内寒，余已闻之矣，不知其所由然也。岐伯曰：阳受气于上焦，以温皮肤分肉之间，今寒气在外，则上焦不通，上焦不通则寒气独留于外，故寒栗。帝曰：阴虚生内热奈何？岐伯曰：有所劳倦，形气衰少，谷气不盛，上焦不行，下脘不通，胃气热，热气熏胸中，故内热。帝曰：阳盛生外热奈何？岐伯曰：上焦不通利，则皮肤致密，腠理闭塞，玄府不通，卫气不得泄越，故外热。帝曰：阴盛生内寒奈何？岐伯曰：厥气上逆，寒气积于胸中而不写，不写则温气去，寒独留，则血凝泣，凝则脉不通，其脉盛大以涩，故中寒。

【白话解】

医经上所说的阳虚则生外寒，阴虚则生内热，阳盛则生外热，阴盛则生内寒，我已听说过了，但不知是什么原因？岐伯说：卫阳从上焦输布而来，以温煦皮肤分肉之间，现寒邪从外侵入，凝闭上焦宣发卫阳之道，上焦不通畅则寒气独留于肌表，所以恶寒战栗。黄帝说：阴虚则生内热是怎样的呢？岐伯说：过度劳倦则伤脾，脾伤则不运精气，以至谷气不盛，形体日渐瘦弱，身倦乏力，由于脾伤失于健运，则清气不升于上则上焦不行，浊气不降于下即下脘不通，胃司降浊，今浊气不降而留滞，则反上逆而熏于胸中，于是郁而生热，所以发生内热。黄帝说：阳盛则生外热是怎样的呢？岐伯说；若上焦不通利，可使皮肤致密，腠理闭塞，汗孔不通，如此则卫阳之气郁闭而不能宣泄、温煦肌肤，郁而发热，所以发生外热。黄帝说：阴盛则生内寒是怎样的呢？岐伯说：下焦阴寒厥逆之气上逆，寒气积于胸中而不下泄，寒气不泻，则阳气必耗伤，阳气耗伤，则寒气独留，寒性凝敛，则营血滞涩，脉行不畅，其脉象紧而有力，所以成为内寒。

素问·至真要大论篇第七十四（节选）

【原文】

帝曰：善。夫百病之生也，皆生于风寒暑湿燥火，以之化之变也。经言盛者写之，虚者补之，余锡以方士，而方士用之尚未能十全。余欲令要道必行，桴鼓相应，犹拔刺雪污，工巧神圣，可得闻乎？岐伯曰：审察病机，无失气宜。此之谓也。

帝曰：愿闻病机何如？岐伯曰：诸风掉眩，皆属于肝。诸寒收引，皆属于肾。诸气膹郁，皆属于肺。诸湿肿满，皆属于脾。诸热瞀瘛，皆属于火。诸痛痒疮，皆属于心。诸厥固泄，皆属于下。诸痿喘呕，皆属于上。诸禁鼓栗，如丧神守，皆属于火。诸痉项强，皆属于湿。诸逆冲上，皆属于火。诸胀腹大，皆属于热。诸躁狂越，皆属于火。诸暴强直，皆属于风。诸病有声，鼓之如鼓，皆属于热。诸病胕肿，疼酸惊骇，皆属于火。诸转反戾，水液混浊，皆属于热。诸病水液，澄澈清冷，皆属于寒。诸呕吐酸，暴注下迫，皆属于热。故《大要》曰：谨守病机，各司其属，有者求之，无者求之，盛者责之，虚者责之，必先五胜，疏其血气，令其调达，而致和平，此之谓也。

【白话解】

黄帝说：讲得好！多种疾病的发生，多由于风、寒、暑、湿、燥、火六气的异常变化。医经中说：邪气盛的用泻法，正气虚的用补法。我把这个道理赐予医生，而他们应用这个理论去治病，却不能收到十全的效果。我想让这个重要理论施行，如同用鼓槌敲击鼓，像拔掉肉上的刺、洗去衣物上污浊，使他们都能成为诊治技术高明的医生，可以听听有关的道理吗？岐伯说：审察疾病发生、发展变化的机理，不要违背六气主时的规律。这样就可以了。

黄帝说：希望听听疾病发生、发展变化的机理是怎么回事？岐伯说：众多肢体搐动震颤、头目晕眩之风类病证，多属于肝的病变。众多肢体蜷缩、屈曲不伸之寒类病证，多属于肾的病变。众多气逆喘急、胸部胀闷之气类病证，多属于肺的病变。众多肌肤肿胀、腹部胀满之湿类病证，多属于脾的病变。众多昏糊、抽搐之发热类病证，多属于火的病变。众多疼痛、搔痒、疮肿的病证，多属于心的病变。众多手足逆冷或手足心发热的厥证、二便固闭不通、二便泻利不禁的病症，多属于下焦的病变。众多萎废不用、气喘、呕吐的病证，多属于上焦的病变。众多口噤不开、鼓颔战栗，犹如失去神明之主持，不能控制自身动作的病症，多属于火的病变。众多筋脉拘急、身体强直、牙关紧闭以及颈项强直、转动不灵的病症，多属于湿的病变。众多气机急促上逆的症状，如急性呕吐、吐血、呃逆，多属于火的病变。众多腹部膨满胀大的病症，多属于热的病变。众多手足躁扰、坐卧不宁，神志狂乱，言行举止乖乱失常的病症，多属于火的病变。众多突然筋脉拘急，身体强直不能屈曲，多属于风的病变。众多因病发出响声的症状，腹胀敲之如鼓响，多属于热的病变。众多皮肤肿胀溃烂、疼痛酸楚、惊恐的病症，多属于火的病变。众多筋脉拘急所致的多种症状，如身体左右扭转、角弓反张、身曲不直如犬出户下，体内排出的各种液体混浊等，多属于热的病变。众多排出的水液清稀透明而寒凉的病症，多属于寒的病变。众多呕吐酸腐、急剧的腹泻、里急后重的病症，多属于热的病变。所以《大要》上说：谨慎地遵循病机的理论，掌握各种病象的病机归属，有此症当探求其机理，无彼症亦应探其因，务求与病机相契合。盛实者，当责究其邪气致病情况；虚弱者，当责究其正气不足的情况。先要掌握天之五气和人之五脏之气的偏盛偏衰，疏通气血，使其通畅条达，从而恢复协调和平，就是讲的这个道理。

【原文】

寒者热之，热者寒之，微者逆之，甚者从之，坚者削之，客者除之，劳者温之，结者散之，留者攻之，燥者濡之，急者缓之，散者收之，损者温之，逸者行之，惊者平之，上之下之，摩之浴之，薄之劫之，开之发之，适事为故。

帝曰：何谓逆从？岐伯曰：逆者正治，从者反治，从少从多，观其事也。帝曰：反治何谓？岐伯曰：热因热用，寒因寒用，塞因塞用，通因通用。必伏其所主，而先其所因。其始则同，其终则异，可使破积，可使溃坚，可使气和，可使必已。

帝曰：善。气调而得者何如？岐伯曰：逆之从之，逆而从之，从而逆之，疏气令调，则其道也。

帝曰：善。病之中外何如？岐伯曰：从内之外者调其内；从外之内者治其外；从内之外而盛于外者，先调其内而后治其外；从外之内而盛于内者，先治其外而后调其内；中外不相及则治主病。

帝曰：论言治寒以热，治热以寒，而方士不能废绳墨而更其道也。有病热者，寒之而热，有病寒者，热之而寒。二者皆在，新病复起，奈何治？岐伯曰：诸寒之而热者取之阴，热之而寒者取之阳，所谓求其属也。

【白话解】

寒证用热性药；热证用寒性药。病势轻浅，病情单纯，疾病表象与病机一致，逆其病象而治；病势急，病情深重、复杂，疾病表象与病机不完全一致，顺从与病机不一致的表象而治。坚硬肿块一类病证，用削减法；邪气侵袭人体一类病证，用驱邪法；虚劳一类病证，用温补法治疗；邪气内结一类病证，用消散法；留饮一类病证，用攻逐泻下法；津液受伤而干燥一类病证，用滋润法；筋脉拘急一类病证，用舒缓法；精气耗散一类病证，用收敛法；虚损一类病证，用温补法治疗；由过度安逸导致气血壅滞，运行迟缓一类病证，治宜行气活血法；惊悸不安、精神亢奋一类病证，以镇静安神法平抑之。病邪在上者，使之上越，用涌吐之品；病邪在下者，使之下出，用导下攻下之品。或者按摩、汤液浸渍洗浴治病的方法；或者用具有侵蚀作用的方药治病；或者以作用峻猛的方药劫夺邪气治病。或者用开泄法，或者用发散法等。以适应病情为原则。

黄帝说：什么叫做逆从？岐伯说：逆疾病征象而治，这就是正治法；顺从疾病假象而治，这就是反治法。至于顺从病症的药物用量多少，根据具体病情而定。黄帝说：什么叫反治？岐伯说：以热药治疗真寒假热证；以寒药治疗真热假寒证；运用补益固涩的方药治疗正虚所致的胀满闭塞不通病证；运用通利泻下的方药治疗结实下利的病证。治病必须治疗疾病的本质，因而要先探求疾病的原因。以热药治假热，寒药治假寒，开始用药与疾病假象似乎相同，待假象消失真象显现，药性与病象相反。如此治疗，可以破除积聚，可以溃散坚结，可以调和气血，从而使疾病痊愈。

黄帝道：说得好！调畅气机而病痊愈的是怎样的呢？岐伯说：或用逆治，或用从治，或先逆后从，或先从后逆，疏通气机使其调达，这就是调气的治法。

黄帝道：说得好！内伤病与外感病的关系是怎样的呢？岐伯说：从内脏影响到体表的，先治其内脏病；从体表影响到内脏的，先治其体表病；从内脏影响到体表而偏重于体表的，先治其内脏病，后治其体表病；从体表影响到内脏而偏重于内脏的，先治其体表病，后治其内脏病；疾病内伤外感不相关者，就治其主要病证。

黄帝说：医论说，治疗寒病用热性药，治疗热病用寒性药。医生们不能废除规则标准，而改变这些规律，可是有的发热病用了寒性药，而热不退；有的寒病用了热性药，而仍然寒。经治疗后原有的寒证与热证仍然存在，反又增加了新的病证，这种情况应该怎样治疗呢？岐伯说：用寒药治热证，热势不减者，为阴虚发热，当用补阴法治疗；用热药治寒证，寒象不消者，为阳虚生寒，当用补阳法治疗。这就是探求疾病本质的属性。

灵枢·口问第二十八（节选）

【原文】

邪之所在，皆为不足。故上气不足，脑为之不满，耳为之苦鸣，头为之苦倾，目为之眩。中气不足，溲便为之变，肠为之苦鸣。下气不足，则乃为痿厥心悗。

【白话解】

邪气侵入这些部位，都是由正气虚引起的。所以上部气不足，则脑髓空虚，耳鸣，头部沉重不支，双目眩晕。中部气不足，出现大小便失常的各种病证，肠中鸣响。下部气不足，则两足痿弱无力而厥冷，心中烦闷。

灵枢·五变第四十六（节选）

【原文】

黄帝曰：一时遇风，同时得病，其病各异，愿闻其故。少俞曰：善乎哉问！请论以比匠人。匠人磨斧斤，砺刀削，斲材木。木之阴阳，尚有坚脆，坚者不入，脆

者皮弛，至其交节，而缺斤斧焉。夫一木之中，坚脆不同，坚者则刚，脆者易伤，况其材木之不同，皮之厚薄，汁之多少，而各异耶？夫木之蚤花先生叶者，遇春霜烈风，则花落而叶萎；久曝大旱，则脆木薄皮者，枝条汁少而叶萎；久阴淫雨，则薄皮多汁者，皮溃而漉；卒风暴起，则刚脆之木，枝折杌伤；秋霜疾风，则刚脆之木，根摇而叶落。凡此五者，各有所伤，况于人乎？

黄帝曰：以人应木奈何？少俞答曰：木之所伤也，皆伤其枝，枝之刚脆而坚，未成伤也。人之有常病也，亦因其骨节、皮肤、腠理之不坚固者，邪之所舍也，故常为病也。

【白话解】

黄帝说：同是感受邪气而同时患病，他们所患的疾病却不相同，希望听听是什么缘故？少俞答道：问得好啊！请让我以工匠砍伐树木为例来说明这个问题。工匠磨快了斧头去砍伐木材，树木本身的阴面和阳面，有坚硬与松脆的不同。质地坚硬的树木，斧头难以砍削；木质脆弱的树木，已自松散、开裂，树木枝干交接之处而使斧头缺损。同一棵树木的不同部位也有坚硬、松脆的区别，坚硬的地方不易被斧头砍伐，松脆的地方就容易被砍伤，何况那些不同的树木，树皮的厚薄、所含汁液的多少也都不相同。在树木中，提早开花先生叶的，遇早春的寒霜和大风，就会花凋叶枯。长久曝晒或大旱，木质松脆、树皮薄的就会枝条汁液减少、树叶枯萎。长期阴雨连绵，树皮薄而汁液多的就会树皮溃烂，树汁外渗。突然狂风骤起，本质刚脆的树木，就会枝条折断而树干受伤。秋霜和疾风，本质刚脆的树木，就会根摇叶落。这五种情况，是在五种不同气候条件下树木受到的不同伤害和表现，何况不同的人呢？

黄帝问：把人和上面论述树木的情况相对应，又是怎样的呢？少俞回答说：树木的损伤，主要表现为伤及树枝，树枝坚硬刚强的未必受到伤害。人体经常发病，也是因为骨节、皮肤、腠理等部位不够坚固，邪气侵入而停留在这些部位，才会经常发生疾病。

素问·热论篇第三十一

【原文】

黄帝问曰：今夫热病者，皆伤寒之类也。或愈或死，其死皆以六七日之间，其愈皆以十日以上者何也？不知其解，愿闻其故。岐伯对曰：巨阳者，诸阳之属也，其脉连于风府，故为诸阳主气也。人之伤于寒也，则为病热，热虽甚不死。其两感于寒而病者，必不免于死。

【白话解】

黄帝问道：现在发热的疾病，都属于外感热病的一类。有的痊愈，有的死亡，死亡的往往在六七日之间，痊愈的大都在十日以上，这是什么道理呢？不知其中的道理，希望听听其中的原因。岐伯回答说：太阳经为六经之长，统摄阳分，故诸阳皆隶属于太阳经脉。太阳经脉与督脉、阳维脉相会，其脉都连于风府，所以太阳经脉能统率人身阳经之气。人感受寒邪则腠理闭塞，阳气郁而不得宣发，故病发热，发热虽重，一般不会死亡。表里两经同时感受寒邪而发病，就难免于死亡了。

【原文】

帝曰：愿闻其状。岐伯曰：伤寒一日，巨阳受之，故头项痛，腰脊强。二日，阳明受之，阳明主肉，其脉侠鼻络于目，故身热，目疼而鼻干，不得卧也。三日，少阳受之，少阳主胆，其脉循胁络于耳，故胸胁痛而耳聋。三阳经络皆受其病，而未入于藏者，故可汗而已。四日，太阴受之，太阴脉布胃中，络于嗌，故腹满而嗌干。五日，少阴受之，少阴脉贯肾络于肺，系舌本，故口燥舌干而渴。六日，厥阴受之，厥阴脉循阴器而络于肝，故烦满而囊缩。三阴三阳，五藏六府皆受病，荣卫不行，五藏不通则死矣。

其不两感于寒者，七日，巨阳病衰，头痛少愈。八日，阳明病衰，身热少愈。九日，少阳病衰，耳聋微闻。十日，太阴病衰，腹减如故，则思饮食。十一日，少阴病衰，渴止不满，舌干已而嚏。十二日，厥阴病衰，囊纵，少腹微下，大气皆去，病日已矣。

帝曰：治之奈何？岐伯曰：治之各通其藏脉，病日衰已矣。其未满三日者，可汗而已；其满三日者，可泄而已。

帝曰：热病已愈，时有所遗者，何也？岐伯曰：诸遗者，热甚而强食之，故有所遗也。若此者，皆病已衰，而热有所藏，因其谷气相薄，两热相合，故有所遗也。帝曰：善。治之奈何？岐伯曰：视其虚实，调其逆从，可使必已矣。帝曰：病热当何禁之？岐伯曰：病热少愈，食肉则复，多食则遗，此其禁也。

【白话解】

黄帝说：希望听听伤寒的症状。岐伯说：伤寒病一日，太阳经感受寒邪，（足太阳经脉从头下项，侠脊抵腰中），所以头项痛，腰脊强直不舒。二日，阳明经感受寒邪，阳明经主肌肉，足阳明经脉挟鼻络目，下行入腹，所以发热较甚、目痛、鼻干、不能安卧。三日，少阳经感受寒邪，少阳主骨，足少阳经脉循胁肋而上络于耳，所以胸胁痛而耳聋。三阳经络都感受寒邪，尚未入里入阴的，所以可以发汗而愈。四日，太阴经感受寒邪，足太阴经脉散布于胃中，上络于咽，所以腹中胀满而咽干。五日，少阴经受病邪，足少阴经脉贯肾络于肺，上系舌本，所以口燥舌干而渴。六日，厥阴经受病邪，足厥阴经脉环阴器而络于肝，所以烦闷而阴囊收缩。如果三阴三阳经脉和五脏六腑都受邪，以致营卫不能运行，五脏之气不通，人就要死亡了。

如果表里两经没有同时受邪发病，则第七日太阳经病气衰，头痛稍愈；八日，阳明经病气衰，身热稍退；九日，少阳经病衰，耳聋微微舒缓逐渐能听到声音；十日，太阴经病衰，腹满已消，恢复正常，而欲饮食；十一日，少阴经病衰，口不渴，腹不胀满，舌不干，能打喷嚏；十二日，厥阴经病衰，阴囊收缩和少腹拘急的症状微微舒缓。邪气都去，病也逐渐痊愈。

黄帝说：怎么治疗呢？岐伯说：治疗时，疏通调治病变所在的各脏腑经脉，病气将日渐衰退而愈。热病未满三日，病邪在三阳之表，可用发汗解表法使热退；已满三日，邪入三阴之里，用清泄里热法使热平。

黄帝说：热病已经痊愈，常有病邪遗留，迁延不愈，余热未尽，是什么原因呢？岐伯说：凡是余邪不尽的，都是在发热较重的时候勉强进食，所以有余热遗留。像这样的病，都是病势已经衰退，但尚有余热蕴藏于内，（如病人勉强进食），因饮食不化而生热，与残存的余热相搏，则两热相合，所以出现余热不尽。黄帝说：说得好！怎样治疗余热不尽呢？岐伯说：诊察疾病的虚实，调治阴阳失常，可使疾病一定痊愈。黄帝说：发热的病人有什么禁忌呢？岐伯说：当病人热势稍衰的时候，吃了肉食则热病复发；如果饮食过多，则出现余热不尽，这都是热病所应当禁忌的。

【原文】

帝曰：其病两感于寒者，其脉应与其病形何如？岐伯曰：两感于寒者，病一日，则巨阳与少阴俱病，则头痛口干而烦满。二日，则阳明与太阴俱病，则腹满身热，不欲食，谵言。三日，则少阳与厥阴俱病，则耳聋囊缩而厥。水浆不入，不知人，六日死。帝曰：五藏已伤，六府不通，荣卫不行，如是之后，三日乃死，何也？岐伯曰：阳明者，十二经脉之长也，其血气盛，故不知人三日，其气乃尽，故死矣。

凡病伤寒而成温者，先夏至日者为病温，后夏至日者为病暑，暑当与汗皆出，勿止。

【白话解】

黄帝说：表里两经同时感受寒邪而发病的，其脉和症状是怎样的呢？岐伯说：表里两经同时感受寒邪而发病的，第一日为太阳与少阴两经同时受病，则出现头痛、口干和烦闷；第二日为阳明与太阴两经同时受病，则出现腹满、身热、不想吃东西、谵言；第三日为少阳与厥阴两经同时受病，则出现耳聋、阴囊收缩和四肢逆冷。如果病势发展到水浆不入，神昏不知人，到第六日便死亡了。黄帝说：五脏已经损伤，六腑不通利，营卫之气不运行，像这样之后的第三日才死亡，是什么道理呢？岐伯说：足阴阳胃经是十二经脉之长，此经脉的气血最盛，所以病人出现神识昏迷后再过三天之后，足阳明经的气血才会竭尽，所以才会死亡。

一般伤于寒邪而成温热病的，病发于夏至日以前的就称之为温病，病发于夏至日以后的就称之为暑病。汗出则暑邪外泄，故不可止汗。

素问·评热病论篇第三十三（节选）

【原文】

黄帝问曰：有病温者，汗出辄复热，而脉躁疾不为汗衰，狂言不能食，病名为何？岐伯对曰：病名阴阳交，交者死也。帝曰：愿闻其说。岐伯曰：人所以汗出者，皆生于谷，谷生于精，今邪气交争于骨肉而得汗者，是邪却而精胜也。精胜，则当能食而不复热。复热者，邪气也。汗者，精气也。今汗出而辄复热者，是邪胜也，不能食者，精无俾也。病而留者，其寿可立而倾也。且夫《热论》曰：汗出而脉尚躁盛者死。今脉不与汗相应，此不胜其病也，其死明矣。狂言者，是失志，失志者死。今见三死，不见一生，虽愈必死也。

【白话解】

黄帝问道：有的温热病患者，汗出后立即又发热，而且脉象躁动不安而疾数，其病情不因出汗而减轻，反而出现言语狂乱，不能进食，这种病的病名是什么？岐伯回答说：这种病叫阴阳交，阴阳交是死症。黄帝说：希望听听其中的道理。岐伯说：人所以能够出汗，是由于水谷入胃后所化生的精气，水谷是人体精气化生之源，现在邪气与正气交争于骨肉之间，能够得到汗出的是邪气消退而正气胜，正气胜则当然能进食而不再发热。复发热是邪气留恋未除，汗出是精气胜邪。现在汗出后又复发热，是邪气胜于正气。不能进食，则精气得不到补益充养。病热迁延，邪气留滞不去，就会迅速危及病人的生命。而且《热论》说：汗出而脉仍躁数，是死证。现在脉象与汗出之后的一般情况不相符，这是精气衰竭，不能胜过邪气，死亡的征象很明显了。狂言乱语是神志失常，神志失常是死证。现在已出现了三种死证，却没有一点生机，即使暂时好转，终究是要死亡的。

【原文】

帝曰：有病身热，汗出烦满，烦满不为汗解，此为何病？岐伯曰：汗出而身热者，风也；汗出而烦满不解者，厥也，病名曰风厥。帝曰：愿卒闻之。岐伯曰：巨阳主气，故先受邪，少阴与其为表里也，得热则上从之，从之则厥也。帝曰：治之奈何？岐伯曰：表里刺之，饮之服汤。

【白话解】

黄帝说：有的病全身发热，汗出，心烦，胸闷，其心烦胸闷并不因汗出而缓解，这是什么病呢？岐伯说：汗出而全身发热，是风邪侵犯；汗出而心烦胸闷不减，是少阴肾经之气上逆，病名叫风厥。黄帝说：希望详尽听听风厥病。岐伯说：太阳经主管人体的阳气，主人一身之表，所以先受邪。少阴经与太阳经相为表里，太阳经发热则少阴经气随从太阳经气上逆，上逆便称为厥。黄帝说：怎么治疗呢？岐伯说：针刺治疗当从足太阳足少阴表里两经取穴，并饮以汤药调治之。

【原文】

帝曰：劳风为病何如？岐伯曰：劳风法在肺下。其为病也，使人强上冥视，唾出若涕，恶风而振寒，此为劳风之病。帝曰：治之奈何？岐伯曰：以救俛仰，巨阳引。精者三日，中年者五日，不精者七日。咳出青黄涕，其状如脓，大如弹丸，从口中若鼻中出，不出则伤肺，伤肺则死也。

【白话解】

黄帝说：劳风的病情是怎样的呢？岐伯说：劳风病的病位通常在肺部。其发病的症状，使人头项强急不舒，视物不清，唾出黏痰似涕，恶风而寒栗，这就是劳风病的发病情况。黄帝说：怎样治疗呢？岐伯说：救治呼吸困难、张口抬肩、前后俯仰的情况，在太阳经上取穴，进行针刺以引动经气。青壮年三日病情缓解，中年人五日病情缓解，老年人七日病情缓解。咳出青黄色黏痰，其状似脓，凝结成块，大小如弹丸，从口中或鼻中排出，如果不排出，就伤肺而死。

素问·咳论篇第三十八

【原文】

黄帝问曰：肺之令人咳，何也？岐伯对曰：五藏六府皆令人咳，非独肺也。帝曰：愿闻其状。岐伯曰：皮毛者，肺之合也，皮毛先受邪气，邪气以从其合也。其寒饮食入胃，从肺脉上至于肺，则肺寒，肺寒则外内合邪，因而客之，则为肺咳。五藏各以其时受病，非其时，各传以与之，人与天地相参，故五藏各以治时感于寒则受病，微则为咳，甚者为泄、为痛。乘秋则肺先受邪，乘春则肝先受之，乘夏则心先受之，乘至阴则脾先受之，乘冬则肾先受之。

【白话解】

黄帝问道：肺有病，就会使人咳嗽，这是什么道理？岐伯回答说：五脏六腑有病，都会使人咳嗽，而不仅仅是肺有病才会使人咳嗽。黄帝说：希望听听咳嗽的情况。岐伯说：皮毛是肺之外合，皮毛先感受了外邪，邪气就会从皮毛而影响到肺。寒冷的饮食进入胃，寒气循着肺脉上到肺，引起肺寒，肺寒则内外寒邪相合，从而侵袭肺，发为肺咳。五脏在各自所主的时令受邪发病，并非在肺所主的秋季，分别波及肺而引起咳病。人和自然界是相应的，所以五脏在各自所主旺的时令感受了寒邪就会发病，轻微的则发为咳嗽，严重的则有腹泻、腹痛为兼症。当秋季之时，肺先感受邪气；当春季之时，肝先感受邪气；当夏季之时，心先感受邪气；当长夏之时，脾先感受邪气；当冬季之时，肾先感受邪气。

【原文】

帝曰：何以异之？岐伯曰：肺咳之状，咳则喘息有音，甚则唾血。心咳之状，咳则心痛，喉中介介如梗状，甚则咽肿喉痹。肝咳之状，咳则两胁下痛，甚则不可以转，转则两胠下满。脾咳之状，咳则右胁下痛，阴阴引肩背，甚则不可以动，动则咳剧。肾咳之状，咳则腰背相引而痛，甚则咳涎。

帝曰：六府之咳奈何？安所受病？岐伯曰：五藏之久咳，乃移于六府。脾咳不已，则胃受之，胃咳之状，咳而呕，呕甚则长虫出。肝咳不已，则胆受之，胆咳之状，咳呕胆汁。肺咳不已，则大肠受之，大肠咳状，咳而遗失。心咳不已，则小肠受之，小肠咳状，咳而失气，气与咳俱失。肾咳不已，则膀胱受之，膀胱咳状，咳而遗溺。久咳不已，则三焦受之，三焦咳状，咳而腹满，不欲食饮。此皆聚于胃，关于肺，使人多涕唾，而面浮肿气逆也。

帝曰：治之奈何？岐伯曰：治藏者治其俞，治府者治其合，浮肿者治其经。帝曰：善。

【白话解】

黄帝道：怎样鉴别咳嗽呢？岐伯说：肺咳的症状，咳嗽伴有气喘有声，严重者有咯血。心咳的症状，咳嗽伴有心痛，咽部如有物梗塞，严重者有咽喉肿痛，吞咽阻塞不利。肝咳的症状，咳嗽伴有两侧胁肋下部疼痛，严重者痛得不能转侧，转侧则左右腋下胁肋部胀满。脾咳的症状，咳嗽伴有右胁下疼痛，隐隐牵引肩背，严重者不可以动，一动就会使咳嗽加剧。肾咳的症状，咳嗽伴有腰背互相牵引作痛，严重者咳吐稀痰涎沫。

黄帝道：六腑咳嗽的症状如何？是怎样受邪发病的？岐伯说：五脏咳嗽日久不愈，就要传移到六腑。脾咳不愈，则胃就受邪发病，胃咳的症状是咳嗽伴有呕吐，严重者呕出蛔虫。肝咳不愈，则胆就受邪发病，胆咳的症状是咳嗽伴有呕吐胆汁。肺咳不愈，则大肠受邪发病，大肠咳的症状是咳嗽伴有大便失禁。心咳不愈，则小肠受邪发病，小肠咳的症状是咳嗽伴有放屁，咳嗽一停则放屁也止。肾咳不愈，则膀胱受邪发病，膀胱咳的症状是咳嗽伴有遗尿。咳嗽经久不愈，则三焦受邪发病，三焦咳的症状是咳嗽伴有腹满，不想饮食。这些都是水饮聚于胃，则上关于肺而为咳，使人多痰，面部浮肿，气机上逆。

黄帝道：如何治疗？岐伯说：治五脏咳，取其输穴；治六腑咳，取其合穴；咳而浮肿，取有关脏腑的经穴而分治之。黄帝道：讲得好！

素问·痹论篇第四十三

【原文】

黄帝问曰：痹之安生？岐伯对曰：风寒湿三气杂至合而为痹也。其风气胜者为行痹，寒气胜者为痛痹，湿气胜者为著痹也。

帝曰：其有五者何也？岐伯曰：以冬遇此者为骨痹，以春遇此者为筋痹，以夏遇此者为脉痹，以至阴遇此者为肌痹，以秋遇此者为皮痹。

帝曰：内舍五藏六府，何气使然？岐伯曰：五藏皆有合，病久而不去者，内舍于其合也。故骨痹不已，复感于邪，内舍于肾；筋痹不已，复感于邪，内舍于肝；脉痹不已，复感于邪，内舍于心；肌痹不已，复感于邪，内舍于脾；皮痹不已，复感于邪，内舍于肺。所谓痹者，各以其时重感于风寒湿之气也。

【白话解】

黄帝问道：痹证是怎样产生的？岐伯回答说：风、寒、湿三种邪气错杂而至相合伤人而形成痹证。其中风邪偏胜的叫行痹，寒邪偏胜的叫痛痹，湿邪偏胜的叫著痹。

黄帝问道：为什么痹证分为五种？岐伯说：冬季感受风寒湿三气发为痹证的称为骨痹；春季感受风寒湿三气发为痹证的称为筋痹；夏季感受风寒湿三气发为痹证的称为脉痹；长夏感受风寒湿三气发为痹证的称为肌痹；秋季感受风寒湿三气发为痹证的称为皮痹。

黄帝问道：向内稽留五脏六腑的，是什么邪气导致的？岐伯说：五脏都有外合，病邪久留不除，就会向内稽留在其相合的内脏。所以，骨痹不愈，再感受风寒湿邪气，向内稽留在肾；筋痹不愈，再感受风寒湿邪气，向内稽留在肝；脉痹不愈，再感受风寒湿邪气，向内稽留在心；肌痹不愈，再感受风寒湿邪气，向内稽留在脾；皮痹不愈，再感受风寒湿邪气，向内稽留在肺。痹证是各脏在所主季节里重复感受了风、寒、湿气所造成的。

【原文】

凡痹之客五藏者，肺痹者，烦满喘而呕；心痹者，脉不通，烦则心下鼓，暴上气而喘，嗌干，善噫，厥气上则恐；肝痹者，夜卧则惊，多饮数小便，上为引如怀；肾痹者，善胀，尻以代踵，脊以代头；脾痹者，四肢解墯，发咳呕汁，上为大塞。肠痹者，数饮而出不得，中气喘争，时发飧泄。胞痹者，少腹膀胱按之内痛，若沃以汤，涩于小便，上为清涕。

阴气者，静则神藏，躁则消亡。饮食自倍，肠胃乃伤。淫气喘息，痹聚在肺；

淫气忧思，痹聚在心；淫气遗溺，痹聚在肾；淫气乏竭，痹聚在肝；淫气肌绝，痹聚在脾。

诸痹不已，亦益内也。其风气胜者，其人易已也。

帝曰：痹，其时有死者，或疼久者，或易已者，其故何也？岐伯曰：其入藏者死，其留连筋骨间者疼久，其留皮肤间者易已。

帝曰：其客于六府者，何也？岐伯曰：此亦其食饮居处，为其病本也。六府亦各有俞，风寒湿气中其俞，而食饮应之，循俞而入，各舍其府也。

帝曰：以针治之奈何？岐伯曰：五藏有俞，六府有合，循脉之分，各有所发，各随其过，则病瘳也。

【白话解】

一般痹证之邪气侵入五脏，症状各有不同。肺痹表现为心烦胀满，气喘，呕吐；心痹表现为血脉不通利，心烦，心悸，突然气机上逆而喘息，咽干，易嗳气，厥逆之气上行则引起恐惧；肝痹表现为夜眠多惊，多饮水而小便频数，腹部胀大如怀孕之状；肾痹表现为腹胀满，足不能站立和行走，以尻代之，头俯不能仰，背驼甚而脊高于头；脾痹表现为四肢倦怠，咳嗽，呕吐清水，上腹部痞塞不通。肠痹表现为频频饮水而小便困难，腹中有气攻冲，肠中雷鸣，常有完谷不化的泄泻。膀胱痹表现为少腹膀胱部位按之疼痛，似灌热水感，小便涩滞不爽，鼻流清涕。

五脏精气，人安静时则精神内守，人躁动时则精神易于耗散。饮食过量，肠胃就会受损。五脏淫乱失和之气，若见气喘息息，是痹发生在肺；若见忧伤思虑，是痹发生在心；若见遗尿，是痹发生在肾；若见气血衰败，疲乏力竭，是痹发生在肝；若见甚饥不能食，是痹发生在脾。

各种痹病日久不愈，病甚逐渐向内发展。其中风邪偏胜的，其患者容易痊愈。

黄帝问道：痹证，时常有的死亡，有的疼痛经久不愈，有的容易痊愈，这是什么缘故？岐伯说：痹邪内犯到五脏则死，痹邪稽留在筋骨间的则痛久难愈，痹邪停留在皮肤间的容易痊愈。

黄帝问道：痹邪侵犯六腑是什么原因？岐伯说：这也是饮食不节、起居失常为发病的根本原因。六腑也各自有俞穴，风寒湿邪侵袭六腑的俞穴，而内伤饮食与之相应，病邪循着俞穴入里，各自稽留在相应的腑。

黄帝问道：怎样用针刺治疗呢？岐伯说：五脏各有俞穴，六腑各有合穴，循着经脉所行的部位，各经受邪，均在各自经脉所循行的部位发生病变而出现症状，各随其病变部位而治之则病愈。

【原文】

帝曰：荣卫之气亦令人痹乎？岐伯曰：荣者，水谷之精气也，和调于五藏，洒陈于六府，乃能入于脉也。故循脉上下，贯五藏，络六府也。卫者，水谷之悍气

也，其气慓疾滑利，不能入于脉也，故循皮肤之中，分肉之间，熏于肓膜，散于胸腹，逆其气则病，从其气则愈，不与风寒湿气合，故不为痹。

【白话解】

黄帝问道：营卫之气也能使人发生痹证吗？岐伯说：营气是水谷所化生的精气，平和协调地运行于五脏，散布于六腑，才能汇入脉中，所以营气循着经脉上下运行，贯通五脏，联络六腑。卫气是水谷所化生的悍气，卫气运行急疾而滑利，不能进入脉中，所以循行于皮肤肌肉之间，温煦肉里及胸腹腔内的膜，敷布于胸腹之内。营卫之气的循行逆乱，就会生病；营卫之气顺从调和，就会痊愈。营卫之气若不与风寒湿邪相合，则不会发生痹证。

【原文】

帝曰：善。痹，或痛，或不痛，或不仁，或寒，或热，或燥，或湿，其故何也？岐伯曰：痛者，寒气多也，有寒故痛也。其不痛不仁者，病久入深，荣卫之行涩，经络时疏，故不通。皮肤不营，故为不仁。其寒者，阳气少，阴气多，与病相益，故寒也。其热者，阳气多，阴气少，病气胜，阳遭阴，故为痹热。其多汗而濡者，此其逢湿甚也，阳气少，阴气盛，两气相感，故汗出而濡也。

帝曰：夫痹之为病，不痛，何也？岐伯曰：痹在于骨则重，在于脉则血凝而不流，在于筋则屈不伸，在于肉则不仁，在于皮则寒，故具此五者，则不痛也。凡痹之类，逢寒则虫，逢热则纵。帝曰：善。

【白话解】

黄帝说：讲得好！痹证，有的疼痛，有的不痛，有的麻木不仁，有的表现为寒，有的表现为热，有的皮肤干燥，有的皮肤湿润，这是什么缘故？岐伯说：痛是寒气偏多，有寒所以才痛。不痛而麻木不仁的，系患病日久，病邪深入，营卫之气运行涩滞，经络常常空虚，所以不痛。皮肤得不到营养，所以麻木不仁。表现为寒象的，是阳虚阴盛的体质，益加风寒湿邪，故寒更甚，所以表现为寒象。表现为热象的，是病人素体阳盛阴虚，感邪后，阴不胜其阳，邪气从阳化热，所以为痹热。多汗而皮肤湿润的，是感受湿邪太甚，机体阳虚阴盛，人体偏盛之阴气与以湿邪为主的风寒湿邪相互作用，所以汗出而皮肤湿润。

黄帝问：痹证而不甚疼痛是什么缘故？岐伯说：痹发生在骨则身重，发生在脉则血凝涩而不畅，发生在筋则屈曲不能伸，发生在肌肉则麻木不仁，发生在皮肤则寒冷。所以具备这五种情况，就不甚疼痛。一般痹证一类疾患，遇寒则筋脉拘急，遇热则筋脉弛缓。黄帝道：讲得好！

素问·痿论篇第四十四

【原文】

黄帝问曰：五藏使人痿，何也？岐伯对曰：肺主身之皮毛，心主身之血脉，肝主身之筋膜，脾主身之肌肉，肾主身之骨髓。故肺热叶焦，则皮毛虚弱急薄，著则生痿躄也。心气热，则下脉厥而上，上则下脉虚，虚则生脉痿，枢折挈，胫纵而不任地也。肝气热，则胆泄口苦，筋膜干，筋膜干则筋急而挛，发为筋痿。脾气热，则胃干而渴，肌肉不仁，发为肉痿。肾气热，则腰脊不举，骨枯而髓减，发为骨痿。

【白话解】

黄帝问道：五脏都能使人发生痿证，是什么道理？岐伯回答说：肺主全身皮毛，心主全身血脉，肝主全身筋膜，脾主全身肌肉，肾主全身骨髓。所以肺有热，灼伤津液，则肺叶枯焦，皮毛虚弱，皮肤干枯不润，肌肉消瘦，邪热留着不去，则发生四肢痿废不用；心有热，则下部经脉气血厥逆而上，气血上逆则在下的血脉空虚，血脉空虚就会产生脉痿，关节弛缓，不能提举活动，犹如枢轴折断不能活动一般，足胫弛纵而不能着地行走。肝有热，则胆汁外溢而口苦，筋膜失养而干枯，筋膜干枯则筋脉挛缩拘急，产生筋痿。脾有热，则灼耗胃津而口渴，肌肉失养而麻木不仁，产生肉痿。肾有热，则髓减骨枯，腰脊不能举动，产生骨痿。

【原文】

帝曰：何以得之？岐伯曰：肺者，藏之长也，为心之盖也，有所失亡，所求不得，则发肺鸣，鸣则肺热叶焦。故曰：五藏因肺热叶焦发为痿躄，此之谓也。悲哀太甚，则胞络绝，胞络绝则阳气内动，发则心下崩，数溲血也。故《本病》曰：大经空虚，发为肌痹，传为脉痿。思想无穷，所愿不得，意淫于外，入房太甚，宗筋弛纵，发为筋痿，及为白淫。故《下经》曰：筋痿者，生于肝，使内也。有渐于湿，以水为事，若有所留，居处相湿，肌肉濡渍，痹而不仁，发为肉痿。故《下经》曰：肉痿者，得之湿地也。有所远行劳倦，逢大热而渴，渴则阳气内伐，内伐则热舍于肾，肾者水藏也，今水不胜火，则骨枯而髓虚，故足不任身，发为骨痿。故《下经》曰：骨痿者，生于大热也。

帝曰：何以别之？岐伯曰：肺热者，色白而毛败；心热者，色赤而络脉溢；肝热者，色苍而爪枯；脾热者，色黄而肉蠕动；肾热者，色黑而齿槁。

【白话解】

黄帝问：痿证是怎样引起的？岐伯说：肺主气、朝百脉、居于五脏之上，又是心的华盖，心情不畅，若所爱之物亡失，个人要求得不到满足，则使肺气郁而不畅，出现呼吸喘息有声，进而气郁化热，则肺叶枯焦，所以说：五脏因肺热而肺叶枯焦，（精气不能正常敷布于周身，四肢百骸得不到营养）而发生痿躄，就是这个道理。悲哀过度，则心包之络脉阻绝，心包之络脉阻绝则阳气在内妄动，逼迫心血下崩，屡次小便出血，所以《本病》中说：大的经脉空虚，发生脉痹，进一步传变为脉痿。胡思乱想而欲望又不能达到，意念受外界影响而惑乱，房事不加节制，则男子的前阴弛缓，形成筋痿以及男子滑精、女子带下，所以《下经》中说：筋痿之病发生在肝，房事太过内伤精气所致。在湿中浸渍，在水中工作，如果湿邪留滞，居所伤湿，肌肉受湿邪浸渍，发生痹阻不通而且麻木不仁，日久发展而成为肉痿，所以《下经》中说：肉痿是久居湿地引起的。长途跋涉，劳累太甚，又逢炎热天气而口渴，口渴是阳热之气内侵，伤及阴液，内侵的邪热稽留在肾，肾为水脏，现在水不胜火，则骨枯髓虚，所以两足不能支持身体，形成骨痿。所以《下经》中说：骨痿是由于大热所致。

黄帝问道：用什么办法鉴别五种痿证呢？岐伯说：肺有热，面色白而毛发衰败；心有热，面色红而浅表部位的血络充盈；肝有热，面色青而爪甲枯槁；脾有热，面色黄而肌肉软弱；肾有热，面色黑而牙齿枯槁。

【原文】

帝曰：如夫子言可矣。论言治痿者，独取阳明何也？岐伯曰：阳明者，五藏六府之海，主闰宗筋，宗筋主骨而利机关也。冲脉者，经脉之海也，主渗灌谿谷，与阳明合于宗筋，阴阳揔宗筋之会，会于气街，而阳明为之长，皆属于带脉，而络于督脉。故阳明虚，则宗筋纵，带脉不引，故足痿不用也。帝曰：治之奈何？岐伯曰：各补其荥而通其俞，调其虚实，和其逆顺，筋脉骨肉，各以其时受月，则病已矣。帝曰：善。

【白话解】

黄帝道：像先生所说的是合宜的。医书中说：治痿应独取阳明，这是什么道理呢？岐伯说：足阳明胃是五脏六腑营养的源泉，能濡养全身之筋膜，全身之筋膜主司约束骨节而滑利关节。冲脉为十二经气血汇聚之处，输送气血以渗透灌溉肌肉分腠，与足阳明经会合于宗筋，阴经阳经总会聚于前阴，再会合于足阳明经的气街穴，阳明经能主持诸经，阴经阳经统受带脉的约束，系络于督脉。所以阳明经气血不足则宗筋失养而弛缓，带脉不能约束收引，所以两足痿弱不用。黄帝问道：怎样治疗呢？岐伯说：针刺荥穴以补其气，刺俞穴以通其气，调理虚实，调和气血之逆顺，筋脉骨肉各痿，以各脏所主的时节而得月之精气来针刺治疗，病就会痊愈。黄帝道：说得好！

素问·厥论篇第四十五（节选）

【原文】

黄帝问曰：厥之寒热者，何也？岐伯对曰：阳气衰于下，则为寒厥；阴气衰于下，则为热厥。帝曰：热厥之为热也，必起于足下者何也？岐伯对曰：阳气起于足五指之表，阴脉者集于足下而聚于足心，故阳气胜则足下热也。帝曰：寒厥之为寒也，必从五指而上于膝者何也？岐伯曰：阴气起于五指之里，集于膝下而聚于膝上，故阴气胜则从五指至膝上寒；其寒也，不从外，皆从内也。

【白话解】

黄帝问道：厥证有寒有热，是怎样形成的？岐伯回答道：足三阳经之气虚衰，阴寒内盛，表现为以足下寒为首发症状的寒厥；足三阴经之气虚衰，虚热外扰，表现为以足下热为首发症状的热厥。黄帝问：热厥证的发热，一般从足底开始，这是什么道理？岐伯回答道：足三阳经之气均走于足趾之外侧，足的阴经集于足底而聚汇到足心，所以阴经之气衰竭于下而阳经之气偏胜，就会足底发热。黄帝问：寒厥证的冷，一般从足五趾开始上行至膝部，这是什么道理？岐伯答：足三阴经之气均起于足五趾的内侧，汇集于膝下后，向上聚于膝关节上部，所以阳经之气衰竭于下而阴经之气偏胜，就会从足五趾至膝关节上部发冷，这种冷，非为外感之寒，乃内生之寒也。

【原文】

帝曰：寒厥何失而然也？岐伯曰：前阴者，宗筋之所聚，太阴阳明之所合也。春夏则阳气多而阴气少，秋冬则阴气盛而阳气衰。此人者质壮，以秋冬夺于所用，下气上争不能复，精气溢下，邪气因从之而上也；气因于中，阳气衰，不能渗营其经络，阳气日损，阴气独在，故手足为之寒也。

帝曰：热厥何如而然也？岐伯曰；酒入于胃，则络脉满而经脉虚；脾主为胃行其津液者也。阴气虚则阳气入，阳气入则胃不和，胃不和则精气竭，精气竭则不营其四肢也。此人必数醉若饱以入房，气聚于脾中不得散，酒气与谷气相薄，热盛于中，故热遍于身，内热而溺赤也。夫酒气盛而慓悍，肾气有衰，阳气独胜，故手足为之热也。

【白话解】

黄帝问：寒厥是怎么形成的？岐伯说：前阴是众多筋脉聚汇之处，也是足太阴脾经和足阳明胃经会合之处。人体在春夏季节阳气偏多而阴气偏少，秋冬季节阴气偏盛而阳气偏衰。患寒厥的人自恃体壮，不知保养，在秋冬阴盛阳衰、收藏为用时，纵欲过度，强力劳作，违逆收藏，损及肾气，肾气虚于下，必然取之于上；由于下虚太过，即使取之于上，亦不能立即恢复其常，肾藏之精因而滑泄，阴寒内盛，阳不制阴，下焦阴寒之气于是乘虚上逆，阴寒之气盛于内，肾阳之气虚衰，不能温养手足肌肤，阳气日益亏损，阴寒之气独胜于内，所以手足厥冷。

黄帝问：热厥是怎样形成的？岐伯答：酒入于胃，酒性慓悍，入胃之后，先从卫气行于皮肤而充于络脉，(经脉与络脉不能同时充盈)，络脉中血液充满，而经脉反显得空虚。脾能为胃转输水谷精气，若饮酒过度，酒热伤阴则阴虚，阴虚阳亢则阳实，阳实则胃不和，胃不和则水谷精气虚少，水谷精气虚少则不能营养四肢。这种人必然经常的酒醉或饱食太过之后行房纵欲，酒食之气郁聚于脾中不得宣散，酒气与谷气相搏结，热盛于中焦，进而热遍布周身，因有内热而小便色赤。酒性浓烈慓悍，肾阴之气一天天衰少，阴虚阳胜，阳气独盛于内，所以手足发热。

【原文】

帝曰：厥，或令人腹满，或令人暴不知人，或至半日远至一日乃知人者，何也？岐伯曰：阴气盛于上则下虚，下虚则腹胀满。阳气盛于上，则下气重上而邪气逆，逆则阳气乱，阳气乱则不知人也。

【白话解】

黄帝问：厥证有的使人腹部胀满，有的使人突然昏倒，不省人事，或者半天，甚至长达一天时间才能苏醒，这是什么道理？岐伯答：阴寒之气盛于上，则上下皆阴，而阳气虚于下，下虚则腹部胀满。阳热之气盛于上，下焦阴虚所生之热邪上逆与上焦已亢之阳气合并而为患，气机逆乱则扰乱阳气，阳气逆乱就会不省人事。

灵枢·水胀第五十七

【原文】

黄帝问于岐伯曰：水与肤胀、鼓胀、肠覃、石瘕、石水，何以别之？岐伯答曰：水始起也，目窠上微肿，如新卧起之状，其颈脉动，时咳，阴股间寒，足胫瘇，腹乃大，其水已成矣。以手按其腹，随手而起，如裹水之状，此其候也。

黄帝曰：肤胀何以候之？岐伯曰：肤胀者，寒气客于皮肤之间，鼟鼟然不坚，腹大，身尽肿，皮厚，按其腹，窅而不起，腹色不变，此其候也。

鼓胀何如？岐伯曰：腹胀身皆大，大与肤胀等也，色苍黄，腹筋起，此其候也。

【白话解】

黄帝向岐伯问道：水胀、肤胀、鼓胀、肠覃、石瘕、石水，如何鉴别呢？岐伯回答说：水胀病发生初期，先见眼皮微肿，就像刚起床时的人眼胞微肿一样，人迎脉搏动明显，经常咳嗽，阴器与大腿内侧之间寒冷不温，足胫部浮肿，腹部胀大，水胀病已经形成。用手按压病人腹部，松手后皮肤随手而起，如同按压装水的囊袋一样有波动感，这就是水胀的证候。

黄帝问：肤胀病怎样诊断？岐伯答：肤胀是寒邪侵入皮肤之间，腹部外形膨隆，叩击呈鼓音，中空不坚实，腹部胀大，全身肿胀，皮肤厚，用手按压腹部，腹壁凹陷，手离开腹壁后仍不能恢复原状，腹部皮肤颜色没有变化，这就是肤胀的证候。

鼓胀病的表现是什么样呢？岐伯答：腹部和全身都肿胀，与肤胀病肿胀的情况相同，膨胀病的肤色青黄，腹壁有脉络显露、突起，这就是鼓胀的证候。

【原文】

肠覃何如？岐伯曰：寒气客于肠外，与卫气相搏，气不得荣，因有所系，癖而内著，恶气乃起，瘜肉乃生。其始生也，大如鸡卵，稍以益大，至其成，如怀子之状，久者离岁，按之则坚，推之则移，月事以时下，此其候也。

石瘕何如？岐伯曰：石瘕生于胞中，寒气客于子门，子门闭塞，气不得通，恶血当写不写，衃以留止，日以益大，状如怀子，月事不以时下。皆生于女子，可导而下。

黄帝曰：肤胀、鼓胀，可刺邪？岐伯曰：先写其胀之血络，后调其经，刺去其血络也。

【白话解】

肠覃的表现怎样呢？岐伯答：寒邪侵袭肠外，与卫气相互搏击，卫气不能正常运行，因为气行有所牵制，寒邪聚积、停留在体内，致病的邪气随之产生，瘜肉形成。肠覃初期，腹部的肿块像鸡蛋那样大，逐渐增大，直到完全形成时，腹部隆起好像怀孕一样，病久者可超过一年，用手按压，肿块很坚硬，推之能够移动，月经按时来潮。这就是肠覃的证候。

石瘕的表现是怎样的呢？岐伯答：石瘕病灶在子宫之内，由于寒邪侵犯子宫口，子宫口闭塞，气血不能流通，应排出的经血不能排出体外，凝聚的死血停留在子宫内，日益增大，腹部隆起像怀孕一样，月经不能按时来潮。这种病都是女性患的，可以用破血逐瘀的方法治疗。

黄帝问：肤胀、膨胀，可以针刺治疗吗？岐伯答：先刺腹壁突起之血络以泻其邪，然后根据其经脉虚实分别调理之，应刺血络泻瘀血为主。

素问·汤液醪醴论篇第十四（节选）

【原文】

上古圣人作汤液醪醴，为而不用，何也？岐伯曰：自古圣人之作汤液醪醴者，以为备耳。夫上古作汤液，故为而弗服也。中古之世，道德稍衰，邪气时至，服之万全。帝曰：今之世不必已，何也？岐伯曰：当今之世，必齐毒药攻其中，镵石针艾治其外也。

帝曰：形弊血尽而功不立者何？岐伯曰：神不使也。帝曰：何谓神不使？岐伯曰：针石，道也。精神不进，志意不治，故病不可愈。今精坏神去，营卫不可复收。何者？嗜欲无穷，而忧患不止，精气弛坏，营泣卫除，故神去之而病不愈也。

帝曰：夫病之始生也，极微极精，必先入结于皮肤。今良工皆称曰病成，名曰逆，则针石不能治，良药不能及也。今良工皆得其法，守其数，亲戚兄弟远近音声日闻于耳，五色日见于目，而病不愈者，亦何暇不早乎？岐伯曰：病为本，工为标，标本不得，邪气不服，此之谓也。

【白话解】

上古时代懂得养生的人，制成汤液和醪醴，虽然制好，却备在那里不用，这是什么道理？岐伯说：古代懂得养生的人，他们制作的汤液和醪醴，是以备万一的。上古时代制作汤液，备而不服用。到了中古时代，养生之道稍衰，人们的身心比较虚弱，邪气时常乘虚伤人，但只要服些汤液醪醴，病就可以好了。黄帝道：现在的时代，虽然服了汤液醪醴，而病不一定好，这是什么缘故呢？岐伯说：现在的人，一有疾病，必定配伍药物内服，砭石、针灸外治。

黄帝道：形体败坏、血气竭尽，治疗无效，这是什么道理？岐伯说：神机衰败，不能使针灸、药物发挥治疗作用。黄帝道：什么叫神机衰败，不能使针灸、药物发挥治疗作用？岐伯说：毫针、砭石，是治疗疾病的工具和方法，其中蕴涵着深刻的道理与规律。病人的神气已经散越，志意已经散乱，所以病不能好转。现在病人精神败坏，神气离去，营卫不可以再恢复。为什么呢？由于嗜好欲望没有穷尽，忧愁患难又没有止境，精气毁坏，营气运行凝涩，卫气丧失了正常功能，所以神气失去应有的作用，病就不会好转。

黄帝道：凡病初起，精微难测，必先侵袭结聚在皮肤。现在医生都说病已经形成，发展和预后很不好，用针石不能治愈，服汤药亦不能达到病所了。现在医生都能懂得法度，遵守治病的规律法则，与病人像亲戚兄弟一样亲近，病人声音的变化每日都能听到，病人五色的变化每日都能看到，然而病却不好转，这是不是治疗得不早呢？岐伯说：患者的神机为本，医工的治疗措施和方法为标，如果患者体内的神机衰败，则不能使医工的治疗措施和方法发挥应有的作用，病邪就不能制服，道理就在这里。

【原文】

帝曰：其有不从毫毛而生，五藏阳以竭也。津液充郭，其魄独居，孤精于内，气耗于外，形不可与衣相保，此四极急而动中，是气拒于内而形施于外，治之奈何？岐伯曰：平治于权衡，去菀陈莝，微动四极，温衣，缪刺其处，以复其形。开鬼门，洁净府，精以时服，五阳已布，疏涤五脏。故精自生，形自盛，骨肉相保，巨气乃平。

【白话解】

黄帝道：有的水肿病不是从体表感受邪气所致，而是五脏阳气郁遏所致。水液充满胸腹、肌肤，患者阳气郁遏，水液独盛体内，阳气耗散于体外，肿胀的形体与原有的衣服不相称，四肢极度浮肿，脏气变动而喘悸，这是水气格拒于内而形体变异于外，怎样治疗呢？岐伯说：治疗水肿要调节阴阳的偏盛偏衰而使之平衡协调，除去郁久的恶血，轻微活动四肢，穿温暖的衣服，根据脏腑经络辨证，分别左右交刺其所属之络脉，以恢复原来的形体。发汗、利小便，精气按时运行，五脏阳气输布，疏通涤除五脏余邪。这样，精气自会生成，形体也强盛，骨骼与肌肉保持着常态，正气才能恢复正常。

素问·奇病论篇第四十七（节选）

【原文】

帝曰：有病口甘者，病名为何？何以得之？岐伯曰：此五气之溢也，名曰脾瘅。夫五味入口，藏于胃，脾为之行其精气，津液在脾，故令人口甘也；此肥美之所发也，此人必数食甘美而多肥也，肥者令人内热，甘者令人中满，故其气上溢，转为消渴。治之以兰，除陈气也。

【白话解】

黄帝说：有患口中发甜的，病名叫什么？是怎样得的呢？岐伯说：这是五谷化生的精气上泛于口所致，病名叫脾瘅。五味入于口，在胃中贮藏，脾为胃转输水谷精气，水谷精气滞留在脾，（上泛于口），所以使人口中发甜，这是肥甘厚腻之食物所引起的疾病。患这种病的人，必然经常吃甘美而肥腻的食物，肥腻使人产生内热，甘味使人中满，（湿热困脾，脾失健运），所以精气上泛于口，会转成消渴病。用兰草治疗，以排除久积脾胃的湿热邪气。

素问·脉要精微论篇第十七（节选）

【原文】

黄帝问曰：诊法何如？岐伯对曰：诊法常以平旦，阴气未动，阳气未散，饮食未进，经脉未盛，络脉调匀，气血未乱，故乃可诊有过之脉。切脉动静，而视精明，察五色，观五藏有余不足，六府强弱，形之盛衰。以此参伍，决死生之分。

【白话解】

黄帝问道：诊病的方法是怎样的呢？岐伯回答说：诊病通常是以清晨为宜，此时人刚刚醒寤，体内阴阳之气未因进食和劳作而被扰动、耗散，饮食也未曾进过，经脉之气尚未充盛，络脉之气调匀，体内气血未受到疾病以外因素的干扰，所以可以诊察出有病变的脉象。诊察脉象的变化，还应观察眼睛的色泽、动态及视觉，诊察五色的变化，从而了解脏腑之强弱虚实及形体的盛衰，以此错综比验，彼此相参互证，（通过四诊参伍），判断疾病的预后吉凶。

【原文】

夫脉者，血之府也。长则气治，短则气病；数则烦心，大则病进；上盛则气高，下盛则气胀；代则气衰，细则气少，涩则心痛，浑浑革至如涌泉，病进而色弊，绵绵其去如弦绝，死。

【白话解】

经脉为血与气的汇聚和运行之处。长脉为气血和平无病；短脉为气血不足之病；脉数为热，热则心烦不安；大脉为邪气有余，病情将进一步发展；上部脉盛为气喘；下部脉盛是腹胀满；代脉为脏气衰弱；细脉为血气衰少；涩脉为气滞血瘀，主心痛之症。脉来滚滚而急，如泉水急促上涌，盛于指下，为病情加重，气血败坏；脉细微欲绝，脉退时如弓弦猝然断绝，为脏气衰竭，生机已尽，故主死。

【原文】

夫精明五色者，气之华也。赤欲如白裹朱，不欲如赭；白欲如鹅羽，不欲如盐；青欲如苍璧之泽，不欲如蓝；黄欲如罗裹雄黄，不欲如黄土；黑欲如重漆色，不欲如地苍。五色精微象见矣，其寿不久也。夫精明者，所以视万物，别白黑，审短长。以长为短，以白为黑，如是则精衰矣。

【白话解】

眼睛和颜面五色是脏腑精气的外在表现。赤色应像白色的丝织品裹着朱砂，面色隐然红润而不露，不应像代赭石那样，色赤而灰暗不泽；白色应像鹅的羽毛，白而光泽，不应像盐那样白而带灰暗色；青色应像青色玉石的光泽，不应像蓝草干后变的暗蓝色；黄色应像白色的丝织品裹着雄黄，黄而明润，不应像黄土，枯暗无华；黑色应像重漆之色，光彩而润，不应像青黑色的田土。五脏之真脏色外露，败象显现，预后不良。目之精光神气是观察万物，分别黑白，审察长短的。把长当作短，把白当作黑，像这样则精气就衰竭了。

【原文】

五藏者，中之守也。中盛藏满，气胜伤恐者，声如从室中言，是中气之湿也；言而微，终日乃复言者，此夺气也；衣被不敛，言语善恶不避亲疏者，此神明之乱也。仓廪不藏者，是门户不要也。水泉不止者，是膀胱不藏也。得守者生，失守者死。

【白话解】

五脏为精神藏舍之处，各司职守。体内邪气壅盛，内脏之气胀满，是脾脏功能失调而善伤于恐，讲话声音重浊不清，如在室中说话，这是中土壅滞，水湿不运，湿邪内蕴所致。语音低微，许久才回话的，这是正气被劫夺、耗伤所致。衣冠不整，言语错乱，不避远近亲疏的，这是神明错乱所致。泄泻、大便失禁的，是幽门、阑门、魄门等不能约束所致。小便失禁犹如泉流不止的表现，是膀胱不能闭藏所致。五脏功能正常，得其职守者则生；五脏精气不能固藏，失其职守则死。

【原文】

夫五藏者，身之强也。头者，精明之府，头倾视深，精神将夺矣。背者，胸中之府，背曲肩随，府将坏矣。腰者，肾之府，转摇不能，肾将惫矣。膝者，筋之府，屈伸之能，行则偻附，筋将惫矣。骨者，髓之府，不能久立，行则振掉，骨将惫矣。得强则生，失强则死。

【白话解】

五脏为身体强健之本。头为精气神明之府，头低垂不能抬举，目深陷而无光，是精神将要衰败。心肺居于胸中，俞在肩背，故背为胸之府，背弯曲而肩下垂，是心肺精气将要衰败。肾位居于腰，故腰为肾之府，腰不能转侧摇动，是肾气将要衰竭。膝是筋汇聚的地方，故膝为筋之府，膝屈伸不能，身体弯曲不能直立，需依附于他物而行，是筋的功能将要衰惫。骨为髓之府，不能久立，行则震颤摇摆，是骨的功能将要衰惫。五脏精气旺盛，则身体强健，谓之“得强”，故生；若五脏精气衰败，则身形败坏，谓之“失强”，故死。

【原文】

帝曰：脉其四时动奈何？知病之所在奈何？知病之所变奈何？知病乍在内奈

何？知病乍在外奈何？请问此五者，可得闻乎？岐伯曰：请言其与天运转大也。万物之外，六合之内，天地之变，阴阳之应，彼春之暖，为夏之暑，彼秋之忿，为冬之怒，四变之动，脉与之上下，以春应中规，夏应中矩，秋应中衡，冬应中权。是故冬至四十五日，阳气微上，阴气微下；夏至四十五日，阴气微上，阳气微下。阴阳有时，与脉为期。期而相失，知脉所分，分之有期，故知死时。微妙在脉，不可不察，察之有纪，从阴阳始，始之有经，从五行生，生之有度，四时为宜。补泻勿失，与天地如一，得一之情，以知死生。是故声合五音，色合五行，脉合阴阳。

【白话解】

黄帝问：脉象四时变动有什么不同？怎样从脉象上知道病变的所在呢？怎样从脉象上知道疾病的发展变化呢？怎样从脉象上知道疾病发生在内？怎样从脉象上知道疾病发生在外？请问这五个问题，可以听听你的解释吗？岐伯说：让我谈谈脉象的变化与天体运转的规律相应，有同样广博精深的道理。万物之外，宇宙之内，天地间的变化，阴阳四时与之相应。如春天的气候温暖，发展为夏天的气候暑热，秋天肃杀劲急之气，发展为冬天的严寒凛冽之气，春夏秋冬四季气候的变动，脉象也随之发生相应的变化。春季脉应与做圆之器相合而现圆滑之象；夏季脉应与做方之器相合而现方盛之象；秋季脉应与秤杆相合而现不上不下，平衡于中之象，冬季脉应与秤锤相合而现伏沉之象。所以冬至四十五日后为立春的时节，此后阳气渐长，阴气渐消；夏至四十五日后为立秋的时节，此后阴气渐长，阳气渐消。四时阴阳变化有规律，脉象变化与之相应。脉象变化与四时阴阳不相应，根据脉象与季节之异来判断病在何脏，而且判断脉象变化有一定的尺度、标准，所以可以推知死亡的时期。微妙的变化在脉上有所反应，不可以不审察。诊察脉象有纲领，是从阴阳开始，开始也有法则，从五行产生，产生也有法度，与四时阴阳变化相宜。不要违背补泻法则，与自然界阴阳相互统一，掌握人与天地如一之理，以此来推知死生。所以五声和五音相合；五色和五行相合；脉象和阴阳相合。

【原文】

是知阴盛则梦涉大水恐惧，阳盛则梦大火燔灼，阴阳俱盛则梦相杀毁伤，上盛则梦飞，下盛则梦堕，甚饱则梦予，甚饥则梦取，肝气盛则梦怒，肺气盛则梦哭，短虫多则梦聚众，长虫多则梦相击毁伤。

【白话解】

阴气盛则梦见渡大水而恐惧；阳气盛则梦见大火烧灼；阴阳俱盛则梦见相互残杀毁伤；上部盛则梦飞腾；下部盛则梦下堕；吃的过饱则梦见送物于人；饥饿时则梦见夺人之物；肝气盛则梦见发怒，肺气盛则梦见啼哭；腹内蛲虫多则梦众人集聚；腹内蛔虫多则梦打架损伤。

【原文】

是故持脉有道，虚静为保。春日浮，如鱼之游在波；夏日在肤，泛泛乎万物有余；秋日下肤，蛰虫将去；冬日在骨，蛰虫周密，君子居室。故曰：知内者按而纪之，知外者终而始之。此六者，持脉之大法。

【白话解】

所以诊脉有一定方法和要求，以清虚宁静至为重要。春季之脉虽浮动而未全出，故如鱼之游在水波之中；夏季之脉象浮于肤表，盈满指下而洪大，如夏天万物生长的茂盛状态；秋季之脉象由浮趋沉，在皮肤之下，如土中或洞穴中越冬的动物将要伏藏；冬季之脉沉在骨，如冬眠之虫潜藏，人们居室不出。所以说：为要了解内脏的变化情况，可通过切脉进行诊察，找出端绪；要了解经脉的变化情况，可据经脉自始至终的循行部位进行诊察。春、夏、秋、冬、内、外这六种脉法，乃是诊脉的大法。

【原文】

尺内两傍，则季胁也，尺外以候肾，尺里以候腹。中附上，左外以候肝，内以候鬲；右外以候胃，内以候脾。上附上，右外以候肺，内以候胸中；左外以候心，内以候膻中。前以候前，后以候后。上竟上者，胸喉中事也；下竟下者，少腹腰股膝胫足中事也。

【白话解】

两臂尺肤部位的尺侧部分候季胁部的病变，两臂尺肤部位的桡侧部分候肾的病变，两臂尺肤部位的中间部分候腹部病变。尺肤部的中段、左臂的外侧候肝的病变，内侧候膈部病变；尺肤部的中段、右臂的外侧候胃的病变，内侧候脾的病变。尺肤部的上段，右臂外侧候肺的病变，内侧候胸中病变；尺肤部的上段，左臂外侧候心的病变，内侧候膻中病变。尺肤部的前面，候胸腹部的病变；尺肤部的后面，候背部的病变。尺肤近腕向上直达鱼际部，主候胸部与喉中的病变；尺肤近肘向下直达肘窝处，主候少腹、腰、股、膝、胫、足等处的病变。

素问·平人气象论篇第十八（节选）

【原文】

黄帝问曰：平人何如？岐伯对曰：人一呼脉再动，一吸脉亦再动，呼吸定息，脉五动，闰以太息，命曰平人。平人者，不病也。常以不病调病人，医不病，故为病人平息以调之为法。人一呼脉一动，一吸脉一动，曰少气。人一呼脉三动，一吸脉三动而躁，尺热曰病温，尺不热脉滑曰病风，脉涩曰痹。人一呼脉四动以上曰

死，脉绝不至曰死，乍踈乍数曰死。

【白话解】

黄帝问道：健康无病之人是怎样的呢？岐伯回答说：人一呼脉搏动两次，一吸脉也搏动两次，呼吸之余，是为定息，脉搏动五次，有时呼吸较长不尽而脉又搏动一次，这是平人的脉象。平人就是无病之人，常法是以健康人的呼吸来衡量病人的脉息，医生无病，所以医生调节自己的呼吸，使之均匀，以衡量病人的脉息至数。人一呼脉搏动一次，一吸脉搏动一次，主正气衰弱。人一呼脉搏动三次，一吸脉搏动三次而且急疾，尺肤发热，主温病；尺肤不热，脉滑，主风证；脉涩，主病痹。人一呼脉搏动四次以上，是阴精衰竭，阳气无制，亢极欲脱，故主死；脉气断绝不至，亦是主死；脉来忽迟忽数，是阴阳俱衰竭而败乱无主，亦主死。

【原文】

平人之常气禀于胃，胃者，平人之常气也。人无胃气曰逆，逆者死。

春胃微弦曰平，弦多胃少曰肝病，但弦无胃曰死。胃而有毛曰秋病，毛甚曰今病。藏真散于肝，肝藏筋膜之气也。夏胃微钩曰平，钩多胃少曰心病，但钩无胃曰死；胃而有石曰冬病，石甚曰今病，藏真通于心，心藏血脉之气也。长夏胃微耎弱曰平，弱多胃少曰脾病，但代无胃曰死；耎弱有石曰冬病，弱甚曰今病，藏真濡于脾，脾藏肌肉之气也。秋胃微毛曰平，毛多胃少曰肺病，但毛无胃曰死；毛而有弦曰春病，弦甚曰今病，藏真高于肺，以行荣卫阴阳也。冬胃微石曰平，石多胃少曰肾病，但石无胃曰死；石而有钩曰夏病，钩甚曰今病。藏真下于肾，肾藏骨髓之气也。

【白话解】

健康人的正气来源于胃，胃气是健康人的正常脉气。人没有胃气，是逆证，逆证多死。

春季有胃气的正常脉象是微微似弦；弦象明显而胃气缺少为肝病；脉只见弦而无胃气，主死。有胃气而兼见轻虚以浮的毛脉，是至秋而病；毛脉太甚，则木被金伤，现时就会发病。五脏所藏的真气以应肝气疏散之性，肝藏营养筋膜之气。夏季有胃气的脉洪大，如钩端微曲之象，洪大脉多而胃气缺少为心病，脉只见洪大而无胃气主死；有胃气而兼见沉象的石脉，是至冬而病，石脉太甚，则火被水伤，现时就会发病。五脏所藏的真气通于心，心藏血脉之气。长夏有胃气的脉柔和而不劲急，柔和明显而胃气缺少为脾病，只见无胃气的代脉主死；柔和中兼见沉石脉，是至冬而病；柔和太甚，现时就会发病。五脏所藏的真气濡养于脾，脾藏肌肉之气。秋季有胃气的脉微微似浮脉，即脉来轻虚以浮，有如按在毛上之感，脉见轻虚以浮而胃气缺少为肺病，只见毛脉而无胃气主死；毛脉中兼见弦象是至春而病，弦脉太甚，现时就会发病。五脏所藏的真气上藏于肺，肺主运行营卫阴阳之气。冬季有胃气的脉来沉而微实，如石沉水中，脉见沉石而胃气缺少为肾病，脉见石而无胃气主死；沉石脉中兼见钩脉，是至夏而病，钩脉太甚，现时就会发病。五脏所藏的真气下藏于肾，肾藏骨髓之气。

【原文】

胃之大络，名曰虚里，贯鬲络肺，出于左乳下，其动应衣，脉宗气也。盛喘数绝者，则病在中；结则横，有积矣；绝不至，曰死。乳之下，其动应衣，宗气泄也。

【白话解】

胃经的大络，名叫虚里，其脉从胃贯膈膜联络于肺，其脉出现在左乳下，搏动时于肉皮可诊察宗气的情况。虚里处搏动之甚如气急喘促，多次停止搏动，是中气不守；脉来迟，时一止，指下坚硬主积聚之证；脉断绝而不至主死。虚里处搏动于肉皮则宗气失藏而外泄。

【原文】

脉从阴阳，病易已；脉逆阴阳，病难已。脉得四时之顺，曰病无他；脉反四时及不间藏，曰难已。

【白话解】

脉与病之阴阳一致，如阳病见阳脉，阴病见阴脉，病易愈；脉与病之阴阳相反，如阳病见阴脉，阴病见阳脉，病难愈。脉与四时相应为顺，如春弦、夏钩、秋毛、冬石，虽有病而无其他危险；脉与四时相反，并传其所克之脏，病难愈。

【原文】

尺脉缓涩，谓之解㑊安卧；脉盛，谓之脱血；尺涩脉滑，谓之多汗；尺寒脉细，谓之后泄；脉尺粗常热者，谓之热中。

【白话解】

尺脉弛缓，脉象涩滞，为气衰，血少，故懈怠、安卧；尺肤热而脉盛大，主脱血；尺肤涩而脉滑，为汗多伤津液；尺肤寒而脉细，为大便泄泻；脉粗大而尺肤常热的，为内热。

【原文】

颈脉动喘疾咳，曰水。目裹微肿，如卧蚕起之状，曰水。溺黄赤安卧者，黄疸。已食如饥者，胃疸。面肿曰风，足胫肿曰水。目黄者曰黄疸。妇人手少阴脉动甚者，妊子也。

【白话解】

颈部之脉（即人迎脉）搏动甚，且气喘咳嗽，主水病。眼睑浮肿如卧蚕之状，也是水病。小便颜色黄赤，而且嗜卧，是黄疸病。饮食后很快又觉得饥饿，是胃疸病。面部浮肿，为风邪引起的风水病；足胫肿，是水湿引起的水肿病。眼白睛发黄，是黄疸病。妇人手少阴心经脉搏动明显，是怀孕的征象。

【原文】

脉有逆从四时，未有藏形，春夏而脉瘦，秋冬而脉浮大，命曰逆四时也。风热而脉静，泄而脱血脉实，病在中脉虚，病在外脉涩坚者，皆难治，命曰反四时也。

【白话解】

脉与四时有相应，也有不相应的，如见未有五脏应四时的正常脉象，春夏脉象沉细；秋冬脉象浮大，这是与四时相反的脉象。风热外症，脉宜浮大而反沉静；腹泄与失血，耗损津血，脉宜虚细而反实大；实邪在内，脉若有力是正气尚盛能支，今脉反虚；病在外，脉应浮滑，是邪气仍在于表，今反见脉涩坚。以上脉证相反，都是难治之病，命名为“反四时”。

【原文】

人以水谷为本，故人绝水谷则死，脉无胃气亦死。所谓无胃气者，但得真藏脉，不得胃气也。所谓脉不得胃气者，肝不弦，肾不石也。

【白话解】

人依靠水谷的营养而生存，所以人断绝水谷后，就会死亡；胃气化生于水谷，如脉无胃气也会死亡。所谓无胃气的脉，就是真脏之气独见的脉象，而不见胃气的脉。所谓不得胃气的脉，就是肝脉见不到微弦脉，肾脉见不到微石脉。

【原文】

夫平心脉来，累累如连珠，如循琅玕，曰心平，夏以胃气为本；病心脉来，喘喘连属，其中微曲，曰心病；死心脉来，前曲后居，如操带钩，曰心死。

平肺脉来，厌厌聂聂，如落榆荚，曰肺平，秋以胃气为本；病肺脉来，不上不下，如循鸡羽，曰肺病；死肺脉来，如物之浮，如风吹毛，曰肺死。

平肝脉来，緛弱招招，如揭长竿末梢，曰肝平，春以胃气为本；病肝脉来，盈实而滑，如循长竿，曰肝病；死肝脉来，急益劲，如新张弓弦，曰肝死。

平脾脉来，和柔相离，如鸡践地，曰脾平，长夏以胃气为本；病脾脉来，实而盈数，如鸡举足，曰脾病；死脾脉来，锐坚如乌之喙，如鸟之距，如屋之漏，如水之流，曰脾死。

平肾脉来，喘喘累累如钩，按之而坚，曰肾平，冬以胃气为本；病肾脉来，如引葛，按之益坚，曰肾病；死肾脉来，发如夺索，辟辟如弹石，曰肾死。

【白话解】

正常的心脉来时，圆润象珠子，相贯而至，脉来如触摸玉珠，柔滑而粒粒分明，这是心的平脉。心脉旺于夏，须有冲和之胃气；脉来急促，数至中带有微曲之象，这是心的病脉。将死的心脉来时，轻取则坚强不柔，重取牢实而不动，如持衣带之钩，全无和缓之意，这是心的死脉。

正常的肺脉来时，浮薄而流利，像榆荚下落，这是肺的平脉。肺脉旺于秋，须有冲和之胃气；脉往来涩滞，如抚摩鸡毛，这是肺的病脉。将死的肺脉来时，空虚无根，如物之漂浮，如风吹毛一样，散乱无绪，这是肺的死脉。

正常的肝脉来时，和缓弦长，如长竿之末梢一样的柔软摆动，这是肝的平脉。肝脉旺于春，须有冲和之胃气；脉来如触摸长竿，坚满弦滑，硬而不柔，这是肝的病脉。将死的肝脉来时，如新张开的弓弦，弦硬强劲，无丝毫柔和之象，这是肝的死脉。

正常的脾脉来时，如鸡爪踏地，轻柔和缓，节律分明，这是脾的平脉。脾脉旺于长夏，须有冲和之胃气；脉来时，强急不和，如鸡举足轻疾不缓，这是脾的病脉。将死的脾脉来时，坚锐不柔，如鸟嘴，如鸟爪后方所生之尖突，或如破屋漏水点滴无伦，或像流水去而不返，这是脾的死脉。

正常的肾脉来时，圆滑连贯，如心之钩脉，按之坚实，这是肾的平脉。肾脉旺于冬，须有冲和之胃；脉来时，如按牵拉之葛藤，沉紧弹指，越按越坚，这是肾的病脉。将死的肾脉来时，如按争夺之绳索，长而坚劲，或如指弹石，圆硬坚实而不柔，这是肾的死脉。

素问·疏五过论篇第七十七（节选）

【原文】

故曰：圣人之治病也，必知天地阴阳，四时经纪，五藏六府，雌雄表里，刺灸砭石，毒药所主，从容人事，以明经道，贵贱贫富，各异品理，问年少长，勇怯之理，审于分部，知病本始，八正九候，诊必副矣。治病之道，气内为宝，循求其理，求之不得，过在表里。守数据治，无失俞理，能行此术，终身不殆。不知俞理，五藏菀熟，痈发六府。诊病不审，是谓失常，谨守此治，与经相明，上经下经，揆度阴阳，奇恒五中，决以明堂，审于终始，可以横行。

【白话解】

所以说：圣人治病，必懂得自然界阴阳的变化，四时寒暑的规律，五脏六腑之间的关系，经脉之阴阳表里，刺灸、砭石、毒药治病之所宜，从容不迫、耐心细致地了解患者的人情事理，才能明确诊治疾病的常规；病人的贵贱贫富，各有不同的品行习惯、心理特性；问其年龄之长幼，勇敢与怯懦的情况；审察五脏在面部的色诊分部，以了解病之根本与开始，并结合八个节气及三部九候脉象，诊疗一定相符合。治病的道理，人体精气内藏非常重要，探求其中的道理，如果探求而不得，其病便在阴阳表里之间。根据表里阴阳、脏腑经络等的生理常数和常规进行治疗，不要违背腧穴所治的宗旨，能运用这种技术，终生不发生差错。不懂得腧穴所治的宗旨，（而妄施针石），可使五脏郁热，痈发于六腑。诊病不能详审周密，便是失常，能遵守这些诊治法则，与古典医经所阐明的道理相当，如《上经》、《下经》、《揆度》、《阴阳》、《奇恒》、《五中》等，以面部色诊判断，审察疾病发生、发展的全过程，便可以随心所欲行于天下。

灵枢·师传第二十九（节选）

【原文】

黄帝曰：顺之奈何？岐伯曰：入国问俗，入家问讳，上堂问礼，临病人问所便。黄帝曰：便病人奈何？岐伯曰：夫中热消瘅则便寒，寒中之属则便热。胃中热，则消谷，令人县心善饥，脐以上皮热；肠中热，则出黄如糜，脐以下皮寒。胃中寒，则腹胀；肠中寒，则肠鸣飧泄。胃中寒，肠中热，则胀而且泄；胃中热，肠中寒，则疾饥，小腹痛胀。

【白话解】

黄帝问：顺应是什么？岐伯说：进入一个国家，要了解当地的风俗习惯；到了一个家庭，应了解所忌讳、隐讳的事或物；进入官室，要问清礼节；临证时，要了解病人的喜恶得宜。黄帝问：怎样了解病人的喜恶得宜？岐伯说：内热且有多饮、多食、多尿、消瘦，病人喜欢寒；有内寒之类的病人喜欢热。胃中有热，则饮食物容易消化，使病人有胃脘空虚的感觉，总是饥饿，同时感到脐以上腹部的皮肤发热；肠中有热，则泻下粪便如黄色的稀粥样，腐败难闻，脐以下小腹部有发热的感觉。胃中有寒，则出现腹胀；肠中有寒，则出现肠鸣泻下不消化的食物。胃中有寒，肠中有热，则腹胀而兼见泄泻；胃中有热，肠中有寒，则容易饥饿而兼见小腹胀痛。

【原文】

人之情，莫不恶死而乐生，告之以其败，语之以其善，导之以其所便，开之以其所苦，虽有无道之人，恶有不听者乎？

【白话解】

人之常情，都是愿意生存而害怕死亡。指出疾病的危害性，引起病人对疾病的重视；讲明患者与医生合作将取得良好的疗效，诱导病人创造适宜自己、方便治愈疾病的条件，指明任何不适应疾病恢复的行为都只会带来更大的痛苦。就算有不明事理、不通人情的乖僻愚昧之人，岂有讨厌不听从的呢？

素问·异法方宜论篇第十二

【原文】

黄帝问曰：医之治病也，一病而治各不同，皆愈何也？岐伯对曰：地势使然也。故东方之域，天地之所始生也。鱼盐之地，海滨傍水，其民食鱼而嗜咸，皆安其处，美其食。鱼者使人热中，盐者胜血，故其民皆黑色疏理，其病皆为痈疡，其治宜砭石。故砭石者，亦从东方来。

西方者，金玉之域，沙石之处，天地之所收引也。其民陵居而多风，水土刚强，其民不衣而褐荐，其民华食而脂肥，故邪不能伤其形体，其病生于内，其治宜毒药。故毒药者，亦从西方来。

北方者，天地所闭藏之域也。其地高陵居，风寒冰冽。其民乐野处而乳食，藏寒生满病，其治宜灸焫。故灸焫者，亦从北方来。

南方者，天地所长养，阳之所盛处也。其地下，水土弱，雾露之所聚也。其民嗜酸而食胕，故其民皆致理而赤色，其病挛痹，其治宜微针。故九针者，亦从南方来。

中央者，其地平以湿，天地所以生万物也众。其民食杂而不劳，故其病多痿厥寒热，其治宜导引按跻。故导引按跻者，亦从中央出也。

故圣人杂合以治，各得其所宜。故治所以异而病皆愈者，得病之情，知治之大体也。

【白话解】

黄帝问道：医生治疗疾病，同一种病而治疗方法各不相同，都能痊愈，这是什么道理？岐伯回答说：地理形势不同的缘故。所以东方地区，得天地始生之气，气候温和，出产鱼和盐的地方，地处海滨接近水，该地方的人们多吃鱼类而喜欢咸味，他们安居在这个地方，以鱼盐为美食。鱼性属火会使人热积于中，盐味咸入血，少则养，过则害，多食之伤血，所以该地的人们，大都皮肤色黑，腠理松疏，该地多发痈疡之类的病，宜用砭石治疗。所以砭石的治病方法，也是从东方传来的。

西方地区，盛产金玉的地区，遍地砂石，自然界收敛凝聚之气所在。该地的人们，依丘陵而居住，其地多风，水土性质属刚强，该地人们不甚考究衣服而穿粗布，铺草席，吃鲜美酥酪骨肉之类的食品而体肥，所以外邪不容易侵犯他们的形体，他们发病大都属于内伤，宜用药物治疗。所以药物疗法，也是从西方传来的。

北方地区，自然界封闭固藏之气所在的地方。地形较高，人们依山陵而居住，经常处在风寒冰冽的环境中，该地的人们喜好游牧生活而吃牛羊乳汁，内脏受寒，易生胀满的疾病，宜用艾火烧灼，或火针、火罐治病。所以艾火烧灼，或火针、火罐治病的方法，也是从北方传来的。

南方地区，自然界长养万物，阳气最盛的地方。地势低下，水土薄弱，雾露经常聚集。该地的人们，喜欢吃以经过发酵制成的鱼肉、豉酱之类物品为主食，该地人们皮肤腠理致密而带红色，易发生筋脉拘急、骨节麻痹疼痛类疾病，宜用微针治疗。所以九针的治病方法，也是从南方传来的。

中央地区，地形平坦而多潮湿，物产丰富，该地人们的食物种类繁多，生活较安逸，这里发生的疾病，多是痿弱、厥逆、寒热等病，宜用运动肢体、调节呼吸以及按摩等养生保健、防治疾病的方法。所以运动肢体、调节呼吸以及按摩等养生保健、防治疾病的方法，也是从中央地区推广出去的。

高明的医生根据五方病人及其所患疾病不同，综合五方各种治疗手段或方法予以治疗，各自获得适宜的治疗效果。所以治法不同，而疾病都能痊愈。这是医生能够了解病情，掌握了治疗的大法。

素问·藏气法时论篇第二十二（节选）

【原文】

毒药攻邪，五谷为养，五果为助，五畜为益，五菜为充，气味合而服之，以补精益气。此五者，有辛酸甘苦咸，各有所利，或散或收，或缓或急，或坚或软，四时五藏，病随五味所宜也。

【白话解】

毒药可攻逐邪气，五谷用以滋养五脏，五果可以营养脏腑，五畜用以补益脏腑精气，五菜用以补充不足营养五脏，气味和合而服食，可以补益精气。这五种，各有辛、酸、甘、苦、咸的不同气味，各有作用，或散，或收，或缓，或急，或坚，或软，在运用时，要根据春、夏、秋、冬四时和五脏之气的偏盛偏衰及苦欲等具体情况，各随其所宜而用之。

素问·标本病传论篇第六十五（节选）

【原文】

黄帝问曰：病有标本，刺有逆从，奈何？岐伯对曰：凡刺之方，必别阴阳，前后相应，逆从得施，标本相移，故曰：有其在标而求之于标，有其在本而求之于

本，有其在本而求之于标，有其在标而求之于本，故治有取标而得者，有取本而得者，有逆取而得者，有从取而得者，故知逆与从，正行无问，知标本者，万举万当，不知标本，是谓妄行。

【白话解】

黄帝问道：疾病的发生有先后、缓急、主次之分，针刺治病有逆治、从治之别，这是为什么？岐伯回答说：凡是针刺的方法，必须分清病性的阴阳属性，治病时注意对先发生的病证和后发生的病证相互照应，根据病情逆治、从治方法实施恰当，治病时对本病和标病治疗的先后或逆从，要根据病情决定，标本不是固定的次序，而是可以互相转移的。所以，有的见到标病就先治疗标病，有的见到本病就先治疗本病，有的见到本病却先治疗标病；有的见到标病却先治疗本病，所以有的采用治疗标病的方法而见效的，有的则采用治疗本病的方法而治愈的，有的运用从治的方法而获得效果的，有的则运用逆治的方法而使病变痊愈的。所以，懂得逆治和从治，采取正确的治疗行为，没有疑问；懂得疾病的发生有先后、缓急、主次之分，治疗时就能屡治屡效，万无一失；不懂得标本的道理，必然是盲目实施治疗。

【原文】

夫阴阳、逆从、标本之为道也，小而大，言一而知百病之害，少而多，浅而博，可以言一而知百也。以浅而知深，察近而知远，言标与本，易而勿及。

治反为逆，治得为从。先病而后逆者治其本，先逆而后病者治其本，先寒而后生病者治其本，先病而后生寒者治其本，先热而后生病者治其本，先热而后生中满者治其标，先病而后泄者治其本，先泄而后生他病者治其本，必且调之，乃治其他病，先病而后生中满者治其标，先中满而后烦心者治其本。人有客气，有同气。小大不利治其标，小大利治其本。病发而有余，本而标之，先治其本，后治其标；病发而不足，标而本之，先治其标，后治其本。谨察间甚，以意调之，间者并行，甚者独行。先小大不利而后生病者治其本。

【白话解】

疾病的阴阳属性，治疗的逆治和从治，疾病的发生有先后、缓急、主次之分，能掌握这些道理，对其认识就能由小到大，谈论阴阳逆从标本之理就可以了解多种疾病的危害；认识从少到多，由粗浅到广博逐渐提高，可以触类旁通了解多种疾病的原理。由浅显而推知深广，诊察近便能了解远。论标本之理，不难理解，但具体运用标本理论解决实际问题，却不能达到要求。

治疗违反阴阳、逆从、标本之理，则为治之逆；符合阴阳、逆从、标本之理，则为治之顺。先发生疾病而后出现气血逆乱，或病势逆常者，当先治其本病；先发生气血逆乱，或病势逆常而后出现某种疾病者，当先治其本病；先发生寒证而后出现其他病变的，则先治其本病；先发生某种疾病而后出现寒证的，则先治其本病；

先发热而后出现其他病变的，则先治其本病；先发热而后发生中焦胀满者，应先治其标病——中满；先发生某种疾病而后出现泄泻的，则先治其本病；先发生泄泻而后出现某种疾病的，则先治其本病，一定要先调治泄泻，才能治疗其他病。先发生某种病而后出现中焦胀满者，应先治其标病——中满；先发生中焦胀满而后出现心烦的，应先治其本病——中满。人体内存在有新感外邪和既有的邪气。凡病见大、小便不通利症状者，先治其标病，即先通利大、小便；大小便通利了再去治其本病。病发而有余者，邪气有余为本，故治疗当先除其邪气，然后再治标病；病发不足是正气不足，当先治标症，然后再调补正气之本。谨慎诊察病情的轻重浅深，用心调治。病证轻浅者，标本兼治；病证急重者，标本单独施治，或治本，或治标，以求治之精专，增强疗效。先发生大、小便不通利症状而后出现某种疾病的，则先治其本病。

素问·五常政大论篇第七十（节选）

【原文】

能毒者以厚药，不胜毒者以薄药，此之谓也。气反者，病在上取之下，病在下取之上，病在中傍取之。治热以寒，温而行之；治寒以热，凉而行之；治温以清，冷而行之；治清以温，热而行之。

【白话解】

耐受气猛味厚、作用峻猛的药物的就用性味厚的药物，不能耐受气猛味厚、作用峻猛的药物的就用性味薄的药物。就是这个道理。对病情标本不同，气反常态的患者采用的治疗法则：病在上部，取治于下部；病在下部，取治于上部；病在中部，取治于旁（傍）侧；论治气反者的服药方法，治热病用寒药，待温时服用；治寒病用热药，待凉时服用；治温病用凉药，待冷时服用；治凉病用温药，应热时服用。

【原文】

病有久新，方有大小，有毒无毒，固宜常制矣。大毒治病，十去其六；常毒治病，十去其七；小毒治病，十去其八；无毒治病，十去其九，谷肉果菜，食养尽之，无使过之，伤其正也。不尽，行复如法。

【白话解】

病有新有久，处方有大有小，药物气味有浓淡之分，作用有峻缓之别，其制方、服药有常规法则。凡用大毒之药治病，病去十分之六，不可再服；一般的毒药治病，病去十分之七，不可再服；小毒的药物治病，病去十分之八，不可再服；即使没有毒之药治病，病去十分之九，也不可再服。服药未尽之症，可用谷物、肉食、水果、蔬菜等调养正气以消除之，不要用药过度，以免伤其正气。对邪气不除，病不愈者，继续用药，方法如同上述。

素问·六元正纪大论篇第七十一（节选）

【原文】

黄帝问曰：妇人重身，毒之何如？岐伯曰：有故无殒，亦无殒也。帝曰：愿闻其故何谓也？岐伯曰：大积大聚，其可犯也，衰其太半而止，过者死。

【白话解】

黄帝问道：妇女怀孕者，若用药攻伐时，会怎样呢？岐伯说：有应攻伐的疾病存在，则母体不会受损伤，胎儿也不会受损伤。黄帝说：希望听听这是什么道理？岐伯说：身虽有妊，而有大积大聚这种病，是可以攻伐的，但是在积聚衰减一大半时，就要停止攻伐，攻伐太过了就会引起死亡。

第二部分

《针灸医籍选读》中《黄帝内经》选

灵枢·九针十二原第一（节选）

【原文】

黄帝问于岐伯曰：余子万民，养百姓，而收其租税。余哀其不给，而属有疾病。余欲勿使被毒药，无用砭石，欲以微针，通其经脉，调其血气，营其逆顺出入之会。令可传于后世，必明为之法，令终而不灭，久而不绝，易用难忘，为之经纪。异其章，别其表里，为之终始。令各有形，先立针经，愿闻其情。岐伯答曰：臣请推而次之，令有纲纪，始于一，终于九焉。

【白话解】

黄帝向岐伯问道：我爱民如子，因供养百官，又不得不征收他们的钱粮赋税。我惟恐他们不能自给自足，还接连发生疾病。我想让他们避免服药物，不用砭石，想仅用九针，疏通经脉，调和气血，调节经脉运行，使经气逆顺出入会聚功能正常。下令将此法流传于后世，必须明确制定出方法，使它永远不会湮没，历久而不失传，要做到既容易运用又便于记忆，就必须有纲有纪。区分章节，使《针经》内容表里清晰，有始有终，使九针各有不同的形态，为此必须先写一部《针经》。希望听听你对这个问题的意见。岐伯回答说：让我尽自己所知依次陈述，为了使其有纲有纪，我从第一种针一直到第九种针，逐一谈谈它们治病的道理。

【原文】

小针之要，易陈而难入。粗守形，上守神。神乎神，客在门，未睹其疾，恶知其原？刺之微，在速迟，粗守关，上守机。机之动，不离其空。空中之机，清静而微。其来不可逢，其往不可追。知机之道者，不可挂以发。不知机道，叩之不发，知其往来，要与之期，粗之暗乎，妙哉！工独有之。往者为逆，来者为顺，明知逆顺，正行无问。逆而夺之，恶得无虚？追而济之，恶得无实？迎之随之，以意和之，针道毕矣。

【白话解】

九针治疗的要领，讲之容易，用之则难。技术低劣的医生拘泥于针刺一些表面的内容，如腧穴、刺法等，技术高明的医生则注重病人的精神气血的内在变化。啊！正气的变化是很微妙的，当仔细分析；邪气侵入，当识其出入之处，即腧穴。医生如果不仔细审查病情，怎么能了解疾病发生的原因呢？针刺的微妙，在于针刺快慢的手法。技术低劣的医生仅仅守着四肢关节附近的腧穴治疗，技术高明的医生能够通过观察经气往来的动静，了解虚实变化。经气的变化离不开腧穴。腧穴所反映的经气活动变化是微妙而不易觉察的。针下之气变化迅速，不易遇到，需仔细体会。懂得气机变化的医生，应及时施行针刺补泻，不可差于毫发之间；不懂得气机变化的医生，不能及时掌握施行补泻手法，如箭在弦，应发射而不射。必须知道经气的往来运行变化，严格地确定针刺补泻的时机。技术低劣的医生对此愚昧不明，精妙的技术啊！惟有高明的医生才能掌握它。根据经脉的走向，气去时经脉空疏为逆；气来时经脉充实为顺。清楚地了解气的往来逆顺变化，就可以毫无疑问地及时施行针法。根据经气的循行方向，迎着经气来的方向进针，是为泻实之法，怎么不能使邪气宣泄呢？顺着经气离去的方向进针，是为补虚之法，怎么不能使正气由弱转强呢？掌握迎随补泻方法，用心调和虚实，针刺的道理就尽在其中了。

【原文】

凡用针者，虚则实之，满则泄之，宛陈则除之，邪胜则虚之。大要曰：徐而疾则实，疾而徐则虚。言实与虚，若有若无。察后与先，若存若亡。为虚与实，若得若失。虚实之要，九针最妙，补泻之时，以针为之。泻曰，必持内之，放而出之，排阳得针，邪气得泄。按而引针，是谓内温，血不得散，气不得出也。补曰随之，随之意，若妄之，若行若按，如蚊虻止，如留如还，去如弦绝，令左属右，其气故止，外门已闭，中气乃实，必无留血，急取诛之。

【白话解】

大凡用针刺治病，虚证当用补法，实证当用泻法，瘀血当祛除，病邪亢盛也用泻法，使邪由实转虚。《大要》说：慢进针快出针为补法，快进针慢出针为泻法。所谓实与虚，是在针下得气之后所感觉到的，得气为实，不得气为虚。体察得气先后，或留针，或去针。虚证经过补法，患者若有所得；实证经过泻法，患者若有所失。调和虚实的主要方法，以运用九种不同的针具和手法为最佳。补泻各有合适的时机，可以通过相应的手法获得。泻法，要持针快速刺入，得气后，慢慢出针，摇大针孔，排开表阳，使邪气有其出路，随针外泄。泻法出针若按闭针孔，邪气就会蕴积于内而不得外泄，郁血不得泄散，邪气不得外出的不良后果。谓补则随，随亦当刺法轻巧，使患者有若无其事的感觉，在行针导气按穴下针时，针处犹如蚊虻叮咬皮肤的那种似有似无的感觉。针刺气至后，迅速出针，其速度之快，如箭离弓弦。右手出针，左手紧接着按针孔，使针孔闭合，经气留止。这样将外门关闭，中气自然就充实了。补法不应有留血，若留有瘀血，应迅速去除。

【原文】

持针之道，坚者为宝，正指直刺，无针左右，神在秋毫，属意病者，审视血脉者，刺之无殆。方刺之时，必在悬阳，及与两卫，神属勿去，知病存亡。血脉者，在腧横居，视之独澄，切之独坚。

【白话解】

持针的法则，以坚定有力为重要。手指持针要端正，准确刺入，不可偏左偏右。医生必须聚精会神，明察细微的变化，全神贯注地观察病人，并细心观察病人血脉的虚实，惟有这样去进行针刺，才没有危险。当开始进针时，医者的精神注意力应在病人的两目、眉间及面部的神色变化，集中在病人身上的注意力不可分散，从而才能知道疾病的存在和消亡。血络由于经脉痹阻不通，而显现于腧穴上，视之颜色分明，按之坚硬。

【原文】

凡将用针，必先诊脉，视气之剧易，乃可以治也。五藏之气已绝于内，而用针者反实其外，是谓重竭，重竭必死，其死也静。治之者，辄反其气，取腋与膺。五藏之气已绝于外，而用针者反实其内，是谓逆厥，逆厥则必死，其死也躁。治之者，反取四末。刺之害，中而不去则精泄；害中而去，则致气。精泄则病益甚而恇，致气则生为痈疡。

【白话解】

大凡用针刺治疗之前，首先要诊察脉象，根据脉气所呈现的虚实盛衰，才可以制定相应的治疗措施。五脏阴气竭绝于内，而医生反用针去补在外的阳经，补阳则愈虚其阴，虚上加虚，严重衰竭，五脏阴气衰竭必死，由于阴竭造成的危重证候，病人表现出安静。医生采用与应补五脏之阴的方法相反，选择腋部和胸膺部的穴位。五脏阳气衰竭于外，而医生反用针去补在内的阴经，助阴则阳气愈竭，就形成了阴阳气不相顺接的逆厥病变。逆厥也是死证，病人死前烦躁不安。医生反取四肢末梢的穴位，刺中病邪应适时出针，若留针时间过长，则反伤其气，气由精气化生，故曰精泄。针刺未中病，邪气未除而出针，致邪气滞留结聚。精气外泄则能使病情加重而身体虚弱；邪气滞留结聚则会使肌肤上发生痈疡。

【原文】

五藏有六府，六府有十二原，十二原出于四关，四关主治五藏。五藏有疾，当取之十二原，十二原者，五藏之所以禀三百六十五节气味也。五藏有疾也，应出十二原，十二原各有所出，明知其原，睹其应，而知五藏之害矣。

【白话解】

五脏有六腑为其表，六腑之外有十二个原穴。十二个原穴出于两肘两膝以下的部位，四肢关节以下部位的腧穴，主治五脏的疾病。五脏有病变，可以取十二个原穴来治疗。十二个原穴，是全身经脉三百六十五气穴所输注的地方。五脏有疾病时，能反映在十二个原穴上，十二个原穴的部位有相应的表现，清楚地了解原穴的性质，观察穴位上所显现的反应，就可以了解相应脏腑的受病情况了。

【原文】

今夫五藏之有疾也，譬犹刺也，犹污也，犹结也，犹闭也。刺虽久，犹可拔也；污虽久，犹可雪也；结虽久，犹可解也；闭虽久，犹可决也。或言久疾之不可取者，非其说也。夫善用针者，取其疾也，犹拔刺也，犹雪污也，犹解结也，犹决闭也。疾虽久，犹可毕也。言不可治者，未得其术也。

【白话解】

现在五脏患有疾病，如肌肉扎了刺，物体染上污点，绳索打了扣，水道闭阻不通一样。刺扎得虽久，但仍可以拔掉它；沾染的污点虽久，但仍可以洗掉它；打上的结扣虽久，但仍可以解开它；水道闭阻虽久，但仍可以疏通它。有人认为患病的时间久了就不能治愈，这种说法是不对的。善于用针的医生，其治疗疾病，就像拔刺、洗污、解绳结、疏通水道。尽管时间太久，仍然可以治愈。说久病不可治，那是因为他没有掌握好针刺的技术。

灵枢·小针解第三（全篇）

【原文】

所谓易陈者，易言也。难入者，难著于人也。粗守形者，守刺法也。上守神者，守人之血气有余不足，可补泻也。神客者，正邪共会也。神者，正气也，客者，邪气也。在门者，邪循正气之所出入也。未睹其疾者，先知邪正何经之疾也。恶知其原者，先知何经之病，所取之处也。刺之微在数迟者，徐疾之意也。粗守关者，守四肢而不知血气正邪之往来也。上守机者，知守气也。机之动不离其空中者，知气之虚实，用针之徐疾也。空中之机清净以微者，针以得气，密意守气勿失也。

【白话解】

所谓“易陈”，是指针刺治疗的要领，讲之容易。“难入”，是指针刺治病，其精妙之处使人很难明白。“粗守形”，是指技术低劣的医生，仅是拘守刺法。“上守神”，是指技术高明的医生注重病人的气血盛衰虚实，可施用补泻方法。“神客”，是指正气与邪气相搏。“神”，是指正气；“客”，是指邪气。“在门”，是指邪气循着正气所出入的门户出入。“未睹其疾”，是指预先不知道病在哪条经脉。“恶知其原”，是指预先知道病在哪条经脉，所施治的处所。“刺之微在数迟者”，是指针刺法的微妙在于掌握进出针速度的快慢。“粗守关”，是指技术低劣的医生，仅仅守着四肢关节附近的腧穴治疗，而不懂得血气的往来盛衰和邪正的进退。“上守机”，是指技术高明的医生，懂得观察和把握经气虚实的变化，并以此进行补泻治疗。“机之动不离其空中”，是指了解腧穴气机变化的虚实，决定施针速度的快慢。“空中之机清静以微”，是指针刺已经得气，精神集中，密切关注气机的变化，才能不失补泻手法的时机。

【原文】

其来不可逢者，气盛不可补也。其往不可追者，气虚不可泻也。不可挂以发者，言气易失也。扣之不发者，言不知补泻之意也，血气已尽而气不下也。知其往来者，知气之逆顺盛虚也。要与之期者，知气之可取之时也。粗之暗者，冥冥不知气之微密也。妙哉！工独有之者，尽知针意也。往者为逆者，言气之虚而小，小者逆也。来者为顺者，言形气之平，平者顺也。明知逆顺，正行无问者，言知所取之处也。迎而夺之者，泻也；追而济之者，补也。所谓虚则实之者，气口虚而当补之也。满则泄之者，气口盛而当泻之也。宛陈则除之者，去血脉也。邪胜则虚之者，言诸经有盛者，皆泻其邪也。徐而疾则实者，言徐内而疾出也。疾而徐则虚者，言疾内而徐出也。言实与虚若有若无者，言实者有气，虚者无气也。察后与先若亡若存者，言气之虚实，补泻之先后也，察其气之已下与常存也。为虚与实若得若失者，言补者佖然若有得也，泻则怳然若有失也。

【白话解】

“其来不可逢”，是指邪气盛时不可用补法。“其往不可追”，是指邪气已去而正气虚时则不可用泻法。“不可挂以发”，是指针下得气的感觉只是一刹那间，应及时运用补泻手法，不能有毫发之差。“扣之不发”，是指不懂得补泻法的意义，耗尽了血气，但病气仍然不去。“知其往来”，是指了解气机逆顺盛虚的变化情况。“要与之期”，是指掌握得气的时机进行针刺。“粗之暗”，是指水平低劣的医生，幽昧不明，不能明察气机变化的精微细密。“妙哉！工独有之”，是指技术高明的医生，能够完全知晓运用针法和明了气机变化的意义所在。“往者为逆”，是指经气已去，正气虚而脉小，小就是逆。“来者为顺”，是指正气渐时，则脉平和，平和就是顺。“明知逆顺，正行无问”，是指明了气机的逆顺，就可以毫无疑问地选取适当的穴位。“迎而夺之”，是指根据经气的运行走向，迎其来势而进针，这是泻法。“追而济之”，是指循着经气运行走向的去势进针，这是补法。“虚则实之”，是指当寸口脉虚时，应当用补的针法。“满则泄之”，是指寸口脉盛时，应当用泻的针法。“宛陈则除之”，是指用泻血法来排除血脉中郁积已久的病邪。“邪胜则虚之”，是指各个经脉有病邪亢盛的，都应该采用泻邪气之法。“徐而疾则实”，是指慢进针而快出针。“疾而徐则虚”，是指快进针而慢出针。“言实与虚若有若无”，是指针下有得气感的为正气实，针下没有得气感的为正气虚。“察后与先若亡若存”，是指根据经气的虚实缓急程度，审察邪气已退还是邪气尚存，来决定针刺补泻的先后。“为虚与实若得若失”，是指采用补法使病人感觉到正气满而若有所得；采用泻法使病人感觉到恍惚而若有所失。

【原文】

夫气之在脉也，邪气在上者，言邪气之中人也高，故邪气在上也。浊气在中者，言水谷皆入于胃，其精气上注于肺，浊溜于肠胃，言寒温不适，饮食不节，而病生于肠胃，故命曰浊气在中也。清气在下者，言清湿地气之中人也，必从足始，故曰清气在下也。针陷脉则邪气出者，取之上。针中脉则浊气出者，取之阳明合也。针太深则邪气反沉者，言浅浮之病，不欲深刺也，深则邪气从之入，故曰反沉也。皮肉筋脉各有所处者，言经络各有所主也。取五脉者死，言病在中，气不足，但用针尽大泻其诸阴之脉也。取三阳之脉者，唯言尽泻三阳之气，令病人恇然不复也。夺阴者死，言取尺之五里五往者也。夺阳者狂，正言也。

【白话解】

“夫气之在脉也，邪气在上”，是指风雨寒暑邪气伤害人体的部位也在高处，所以说邪气在上。“浊气在中”，是指饮食水谷都进入到胃中，（胃腐熟水谷，再经脾转输），将水谷精气上输于肺，水谷浊气留在肠胃，倘若寒温不适，饮食没有节制，疾病就会在肠胃发生，所以命名为浊气在中。“清气在下”，是指地面的清湿之气伤害人体，必定从足部开始发病，所以说清气在下。“针陷脉则邪气出”，是指邪气在人体上部，取上部穴位。“针中脉则浊气出”，是指取足阳明胃经的合穴足三里穴（土经土穴）使滞留在肠胃中浊气外出。“针太深则邪气反沉”，是指表浅的病，不应深刺，深刺则邪气随针而深入，所以称“反沉”。“皮肉筋脉各有所处”，是指经脉在皮、肉、筋、脉之间各有主管的范围。“取五脉者死”，是指病在五脏而且气不足，但是用针猛泻五脏所主的五阴经，（则使五脏之气泄尽而造成死亡）。“取三阳之脉”，是指针刺大泻三阳之气，会使病人衰弱而不易恢复。“夺阴者死”，是指针刺尺泽穴上三寸的手五里穴（五脏的阴气出于此），泻五次，（则使五脏阴气泄尽而死亡）。“夺阳者狂”，是指泻三阳之气太过，会令阳气耗散而使人发狂。这些话是对针灸医生的严正告诫。

【原文】

睹其色，察其目，知其散复，一其形，听其动静者，言上工知相五色于目，有知调尺寸小大缓急滑涩，以言所病也。知其邪正者，知论虚邪与正邪之风也。右主推之，左持而御之者，言持针而出入也。气至而去之者，言补泻气调而去之也。调气在于终始一者，持心也。节之交三百六十五会者，络脉之渗灌诸节者也。所谓五藏之气已绝于内者，脉口气内绝不至，反取其外之病处与阳经之合，有留针以致阳气，阳气至则内重竭，重竭则死矣。其死也，无气以动，故静。所谓五藏之气已绝于外者，脉口气外绝不至，反取其四末之输，有留针以致其阴气，阴气至则阳气反入，入则逆，逆则死矣。其死也，阴气有余，故躁。所以察其目者，五藏使五色循明，循明则声章，声章者，则言声与平生异也。

【白话解】

“睹其色，察其目，知其散复，一其形，听其动静”，是指技术高明的医生懂得观察患者面色和眼睛的变化，又懂得诊察尺脉和寸口脉的小大、缓急、滑涩，来诊断出所发病变。“知其邪正”，是指懂得谈论四时不正之气还是在人体正气虚时邪气为病。“右主推之，左持而御之”，是指进针和出针时左右两手的不同姿势和动作。“气至而去之”，是指施用补泻手法使气机平调之后，才可以出针。“调气在于终始一”，是指医者持针调气要专心致志。“节之交三百六十五会”，是指络脉将经脉之中的气血渗透灌输到全身三百六十五个穴位。“五脏之气已绝于内”，是指五脏阴气已经竭绝在内，寸口脉取之虚浮，重按无力，反而取表部病患处阳经的合穴，又留针来补益阳气，阳气补则使内竭之五脏精气愈竭，已经耗竭的五脏精气再经损耗就会导致死亡。在临死时，由于气口没有阴气作为脉动，所以脉象安静。“五脏之气已绝于外”，是指脉口脉沉微，轻取则无，反而取四肢末梢部位的输穴，又留针来补益阴气，阴气盛则阳气反而深入，阳气深入则阴阳逆乱，阴阳逆乱则导致死亡。在临死时，由于气口阴气偏盛作为脉动，所以脉象躁动。所以“察其目”，是指五脏六腑的精气上注于目，若五脏精气旺盛则五色显明润，而且声音洪亮有力。“声彰”，是指发出的声音和平常不同。

灵枢·邪气藏府病形第四（节选）

【原文】

黄帝问于岐伯曰：邪气之中人也奈何？岐伯答曰：邪气之中人高也。黄帝曰：高下有度乎？岐伯曰：身半已上者，邪中之也；身半已下者，湿中之也。故曰：邪之中人也，无有常，中于阴则溜于府，中于阳则溜于经。

【白话解】

黄帝向岐伯问道：外邪侵袭人体是怎样的？岐伯回答说：风雨寒暑等外邪伤人体的上部。黄帝问：邪气侵袭部位上下，有法度吗？岐伯说：半身以上，是风寒等外邪侵害；半身以下，是地气之邪侵害。所以说，外邪侵害人体，并没有常规，邪气侵害阴经则会流传到六腑；邪气侵害体表则流传到三阳经脉。

【原文】

黄帝曰：阴之与阳也，异名同类，上下相会，经络之相贯，如环无端。邪之中人，或中于阴，或中于阳，上下左右，无有恒常，其故何也？岐伯曰：诸阳之会，皆在于面。中人也方乘虚时，及新用力，若饮食汗出，腠理开，而中于邪。中于面则下阳明，中于项则下太阳，中于颊则下少阳，中于膺背两胁，亦中其经。

【白话解】

黄帝说：阴经和阳经，名称不同，但都是气血运行的场所，它们在人体上下各部都有交会，经络的相互贯通像圆环一样没有尽头。外邪侵袭人体，有的侵袭在阴经，有的侵袭在阳经，或上或下或左或右，没有固定的部位，这是什么缘故？岐伯说：督脉及手足阳经的会聚，都在头面部。邪气侵袭人体正乘人体正气虚时，以及刚刚用力劳累之后，或吃饭而出了汗，腠理开泄，而容易被邪气所侵袭。（因足阳明经皆行于面），邪气侵入面部，就下行至足阳明胃经；（因足太阳经过项），邪气侵入项部，下入于足太阳膀胱经；（因足少阳经行人之侧），邪气侵入颊部，下行至足少阳胆经。外邪如不从头面部侵入，也可通过胸部、背部以及两胁部入侵，也会侵入足三阳经。

【原文】

黄帝曰：其中于阴奈何？岐伯答曰：中于阴者，常从臂胻始。夫臂与胻，其阴皮薄，其肉淖泽，故俱受于风，独伤其阴。

【白话解】

黄帝问：外邪侵袭阴经的情况是怎样的？岐伯回答说：外邪侵入阴经，常从手臂与足胫的内侧开始。手臂和足胫的内侧的皮肤较薄，肌肉柔润，所以同受风邪侵袭，邪气易于损伤手足阴经的分布部位。

【原文】

黄帝曰：邪之中人藏奈何？岐伯曰：愁忧恐惧则伤心，形寒寒饮则伤肺，以其两寒相感，中外皆伤，故气逆而上行。有所堕坠，恶血留内，若有所大怒，气上而不下，积于胁下，则伤肝。有所击仆，若醉入房，汗出当风，则伤脾。有所用力举重，若入房过度，汗出浴水，则伤肾。

【白话解】

黄帝问：病邪侵袭人体五脏的情形是怎样的？岐伯说：愁忧恐惧等精神情志失调伤心神。风寒侵袭，寒冷饮食伤肺，因为形寒寒饮相合为病，肺与皮毛都受寒，所以肺气失于肃降而上逆，（进而发生喘、咳等病变）。从高处坠落跌伤，瘀血积留于内，如果又有大怒的情绪刺激，使气上逆而不能下行，（血也随之上行），郁结于胸胁之下，则伤肝。击伤、跌倒于地，或酒醉入房，汗出后受风则伤脾。过分用力提举过重的物品，或房事过度、出汗后沐浴则伤肾。

【原文】

黄帝曰：病之六变者，刺之奈何？岐伯答曰：诸急者多寒；缓者多热；大者多气少血；小者血气皆少；滑者阳气盛，微有热；涩者多血少气，微有寒。是故刺急

者，深内而久留之。刺缓者，浅内而疾发针，以去其热。刺大者，微泻其气，无出其血。刺滑者，疾发针而浅内之，以泻其阳气而去其热。刺涩者，必中其脉，随其逆顺而久留之，必先按而循之，已发针，疾按其痏，无令其血出，以和其脉。诸小者，阴阳形气俱不足，勿取以针，而调以甘药也。

【白话解】

黄帝问：脏腑疾病在脉象上表现出六种变化，怎样进行针刺治疗呢？岐伯回答说：多种弦紧的脉象主寒；缓纵的脉象主热；浮大的脉象主多气少血；小脉主气血都少；滑脉主阳气盛实而微有热象；涩脉主多血少气而微有寒象（按本句原文为“多血少气”，而涩脉实为气滞少血，详见按语）。所以，针刺急脉，宜深刺而久留针。针刺缓脉，宜浅刺而快出针，以清其热。针刺大脉，稍微泻其气，不能出血。针刺滑脉，宜浅刺快出针，以泄阳邪而去其热。针刺涩脉，必须刺中所病的经脉，随经脉逆顺而久留针，必须以手指顺经脉循行道路来回按压，令其气血通畅，出针后迅速地按其针孔，不使它出血，使血脉平和。各脏的小脉，阴阳形气俱虚，不宜针法治疗，而用甘缓性和之药调治。

【原文】

黄帝曰：余闻五藏六府之气，荥输所入为合，令何道从入，入安连过，愿闻其故。岐伯答曰：此阳脉之别入于内，属于府者也。黄帝曰：荥输与合，各有名乎？岐伯答曰：荥输治外经，合治内府。黄帝曰：治内府奈何？岐伯曰：取之于合。黄帝曰：合各有名乎？岐伯答曰：胃合于三里，大肠合入于巨虚上廉，小肠合入于巨虚下廉，三焦合入于委阳，膀胱合入于委中央，胆合入于阳陵泉。

【白话解】

黄帝说：我听说五脏六腑的经气，从荥穴、输穴而入于下合穴，手足三阳经经脉之气进入合穴后，其经气从什么通道而入，又从何处经过且与哪些脏器连属？希望听听其中的道理。岐伯回答说：这是手足三阳经的别络入于体内，而连属于六腑。黄帝问：荥穴、输穴与下合穴，各有作用吗？岐伯回答说：荥输穴主治手足三阳经脉病证；下合穴治疗在内的六腑病证。黄帝问：治疗在内的六腑病证是怎样的呢？岐伯说：取下合穴进行治疗。黄帝说：下合穴是否各有名称？岐伯回答说：足阳明胃经的下合穴在足三里，手阳明大肠经的下合穴在上巨虚穴，手太阳小肠经的下合穴在下巨虚穴，手少阳三焦经的下合穴在委阳穴，足太阳膀胱经的下合穴在委中穴，足少阳胆经的下合穴在阳陵泉穴。

【原文】

黄帝曰：愿闻六府之病。岐伯答曰：面热者，足阳明病。鱼络血者，手阳明病。两跗之上脉竖陷者，足阳明病，此胃脉也。大肠病者，肠中切痛而鸣濯濯，冬

日重感于寒即泄，当脐而痛，不能久立，与胃同候，取巨虚上廉。胃病者，腹䐜胀，胃脘当心而痛，上支两胁，膈咽不通，食饮不下，取之三里也。小肠病者，小腹痛，腰脊控睾而痛，时窘之后，当耳前热，若寒甚，若独肩上热甚，及手小指次指之间热，若脉陷者，此其候也，手太阳病也，取之巨虚下廉。三焦病者，腹气满，小腹尤坚，不得小便，窘急，溢则水，留即为胀，候在足太阳之外大络，大络在太阳少阳之间，亦见于脉，取委阳。膀胱病者，小腹偏肿而痛，以手按之，即欲小便而不得，肩上热，若脉陷及足小指外廉及胫踝后皆热，若脉陷，取委中央。胆病者，善太息，口苦，呕宿汁，心下澹澹，恐人将捕之，嗌中吤吤然，数唾，在足少阳之本末，亦视其脉之陷下者灸之，其寒热者，取阳陵泉。

【白话解】

黄帝说：希望听听六腑的病变情况。岐伯回答说：面部有热感，是足阳明胃经病变。手大鱼际部络脉瘀血，是手阳明大肠经病变。两足背之冲阳脉有隆起或陷下的现象，都是足阳明胃经病变。大肠的病变为肠中急剧疼痛而且有肠中水气冲激的肠鸣声，在冬天本有内寒，复感外寒，会立即泄泻，在脐周发生疼痛，其痛难忍，不能久立，因大肠病与胃密切相关，取大肠的下合穴，即足阳明胃经的上巨虚穴，来进行治疗。胃的病变为上腹部胀满，胃脘部的心窝处疼痛，向上撑胀两胁，胸膈与咽喉间阻塞不通，饮食不能下咽，取胃的下合穴，即足阳明胃经的足三里穴，来进行治疗。小肠的病变为少腹部作痛，腰脊牵引睾丸而痛，大小便急迫，耳前发热，或耳前很凉，或惟独肩上很热，以及手小指与无名指之间有热感，或络脉下陷，这些症候是手太阳小肠经的病变，取小肠在下肢的下合穴，即足阳明胃经的下巨虚穴，来进行治疗。三焦的病变为腹内气胀满，少腹部尤为坚硬，小便不通，小便急迫不得尿，水气内留，溢于肌肤而为水肿，诊候此病在足太阳膀胱经外侧的大络上，此大络在足太阳膀胱经与足少阳胆经之间的委阳穴，其病候变化，也会在手少阳三焦经的经脉上显现，取三焦在下肢的下合穴，即足太阳膀胱经的委阳穴，来进行治疗。膀胱的病变为少腹部偏肿且疼痛，若用手按痛处，立即想小便，却尿不出来，肩上有热感，或肩背部的经脉所在处下陷以及足小趾的外侧、胫骨与足踝后都有热感，或这些部位的经脉循行处下陷，取膀胱的下合穴，即足太阳膀胱经的委中穴，来进行治疗。胆的病变为时时叹息，口苦，呕吐混有胆汁的不化之饮食，心中悸动不安，害怕有人要逮捕他，喉中如有物梗塞，欲吐而不能，常常吐唾沫，在足少阳胆经的起始和终止处，也观察其脉所过之处下陷者施行灸法，寒热往来的，取足少阳胆经的阳陵泉穴，来进行治疗。

【原文】

黄帝曰：刺之有道乎？岐伯答曰：刺此者，必中气穴，无中肉节。中气穴则针染于巷，中肉节则皮肤痛。补泻反则病益笃。中筋则筋缓，邪气不出，与其真相

搏，乱而不去，反还内著，用针不审，以顺为逆也。

【白话解】

黄帝问：针刺有规律吗？岐伯回答说：针刺时，一定要刺中腧穴，不要刺中肌肉之节界。刺中腧穴，则如游行于巷道中；刺中肌肉之节界则皮肤疼痛。该用补法的却反用了泻法，该用泻法的却反用了补法，病情更加严重。刺中筋，筋脉受损则弛缓，邪气不能被驱除出体外，邪气和真气相搏造成气血紊乱，邪气依然不能祛除，反陷于里，用针不够审慎，把顺证转为了逆证。

灵枢·根结第五（节选）

【原文】

黄帝曰：形气之逆顺奈何？岐伯曰：形气不足，病气有余，是邪胜也，急泻之。形气有余，病气不足，急补之。形气不足，病气不足，此阴阳气俱不足也，不可刺之，刺之则重不足，重不足则阴阳俱竭，血气皆尽，五藏空虚，筋骨髓枯，老者绝灭，壮者不复矣。形气有余，病气有余，此谓阴阳俱有余也，急泻其邪，调其虚实。

故曰：有余者泻之，不足者补之，此之谓也。

故曰：刺不知逆顺，真邪相搏。满而补之，则阴阳四溢，肠胃充郭，肝肺内䐜，阴阳相错。虚而泻之，则经脉空虚，血气竭枯，肠胃慑辟，皮肤薄著，毛腠夭膲，予之死期。

故曰：用针之要，在于知调阴与阳，调阴与阳，精气乃光；合形与气，使神内藏。

故曰：上工平气，中工乱脉，下工绝气危生。故曰，下工不可不慎也。必审五藏变化之病，五脉之应，经络之实虚，皮之柔粗，而后取之也。

【白话解】

黄帝问：身形的状况与病证的状况有时一致，有时不一致，治疗时怎样区别？岐伯说：身形的状况不足，病证的状况有余，是邪气盛，立即泻除邪气。身形的状况有余，病证的状况不足，立即补益正气。身形的状况不足，病证的状况不足，这是阴阳表里血气都不足，不可以用针刺进行治疗，误用了针刺则更加不足，更加不足则内外阴阳都衰竭，血气都耗尽，五脏精气空虚，筋骨痿弱、骨髓枯涸，老年人就会死亡，壮年人不易恢复。身形的状况有余，病证的状况有余，这就是阴阳表里血气都亢盛，立即泻除邪气，再根据虚实情况加以调理。

所以说，有余的实证泻除邪气，不足的虚证补益正气。就是这个道理。

所以说，针刺不懂得形体病证顺逆的意义以及补泻的作用，正气和邪气相搏。

对邪气满盛的实证用了补法，则阴阳表里邪气都溢于外，肠胃之邪气充满腹腔，肝肺内胀，阴阳表里气血运行错乱。正气虚衰的虚证用了泻法，则经脉（因得不到营养而）空虚，血气衰竭枯涸，肠胃松弛，皮肤瘦薄而附骨，皮毛腠理憔悴，可以预测到其死期了。

所以说，针刺的要领，在于懂得调和阴阳。调和阴与阳达到平衡协调，精神气血充沛，形体与神气内外合一，神气得以内藏。

所以说，技术高明的医生调和阴阳之气，技术一般的医生可能会造成经脉气血的逆乱，技术低劣的医生耗绝血气以致危及病人的生命。所以说，技术低劣的医生不能不谨慎。必须审察五脏病情变化与五脏脉象相应的情况，经络的虚实，皮肤的柔嫩与粗糙，然后才能进行治疗。

灵枢·寿夭刚柔第六（节选）

【原文】

黄帝问于少师曰：余闻人之生也，有刚有柔，有弱有强，有短有长，有阴有阳，愿闻其方。少师答曰：阴中有阴，阳中有阳，审知阴阳，刺之有方，得病所始，刺之有理，谨度病端，与时相应，内合于五藏六府，外合于筋骨皮肤。是故内有阴阳，外亦有阴阳。在内者，五藏为阴，六府为阳；在外者，筋骨为阴，皮肤为阳。故曰病在阴之阴者，刺阴之荥输；病在阳之阳者，刺阳之合；病在阳之阴者，刺阴之经；病在阴之阳者，刺络脉。故曰病在阳者命曰风，病在阴者命曰痹，阴阳俱病命曰风痹。病有形而不痛者，阳之类也；无形而痛者，阴之类也。无形而痛者，其阳完而阴伤之也，急治其阴，无攻其阳；有形而不痛者，其阴完而阳伤之也，急治其阳，无攻其阴。阴阳俱动，乍有形，乍无形，加以烦心，命曰阴胜其阳，此谓不表不里，其形不久。

【白话解】

黄帝向少师问道：我听说人生来的素质，有刚有柔，有强有弱，有短有长，有阴有阳，希望听听其中的道理。少师回答说：人体的阴阳，阴之中还可以再分出阴，阳之中还可以再分出阳，审查了解阴阳的规律，针刺才有方法，掌握病是从阴始还是从阳始，针刺才能合乎道理，详审发病与季节气候的关系，在内要与五脏六腑相合，在外要与筋骨皮肤相合。所以身体内部有阴阳之分，身体外部也有阴阳之分。在内的阴阳，五脏属阴，六腑属阳；在外的阴阳，筋骨属阴，皮肤属阳。所以说，病在脏而取阴脉之荥穴输穴；病在阴之阳而取阳脉之合穴；病在阳中之阴（筋骨），刺在里之经脉；病在阳中之阳，刺在外之络脉。所以说，病邪在体表阳分的疾患叫做风病；病邪在体表阴分的疾患叫做痹病；体表的阴分和阳分都有病的疾患，叫做风痹。病患在外表有形态的变化而没有疼痛感的，是病在浅表、在皮肉筋骨，是属于阳的一类疾病；病患在外表没有形态的变化却有疼痛感的，是病在深处、在五脏六腑，是属于阴的一类疾病。在外表没有病形的表现却感到疼痛的这一类病证，其属阳的体表完好如常，只是属阴的五脏六腑有病，应急速治疗其属阴的五脏六腑，而不要治疗其属阳的皮肉筋骨；在外表有病形的表现而不感到疼痛的这一类病证，其属阴的五脏六腑是没有病的，只是属阳的体表受到了损伤，应急速治疗其属阳的皮肉筋骨，而不要治疗其属阴的五脏六腑。表里阴阳经都发生病患，有时会在体表出现病形，有时就会因病在脏腑而在体表不出现病形，再感到心中烦躁，那就叫做阴病重于阳病，这就是所谓的不全在表，又不全在里，死亡已为期不远了。

【原文】

黄帝曰：余闻刺有三变，何谓三变？伯高答曰：有刺营者，有刺卫者，有刺寒痹之留经者。黄帝曰：刺三变者奈何？伯高答曰：刺营者出血，刺卫者出气，刺寒痹者内热。黄帝曰：营卫寒痹之为病奈何？伯高答曰：营之生病也，寒热少气，血上下行。卫之生病也，气痛时来时去，怫忾贲响，风寒客于肠胃之中。寒痹之为病也，留而不去，时痛而皮不仁。黄帝曰：刺寒痹内热奈何？伯高答曰：刺布衣者，以火焠之；刺大人者，以药熨之。

【白话解】

黄帝说：我听说刺法中有“三变”，什么叫三变？伯高回答说：有刺营分的，有刺卫分的，还有刺寒痹留滞在经络之中的。黄帝问：这三种刺法怎样？伯高回答说：刺营分的使之出血，刺卫分的泻出其气，刺寒痹的将热纳入病处。黄帝问：营、卫、寒痹的症状怎样？伯高回答说：营分发生疾病为寒热往来，气短，邪在营血而上下妄行。卫分发生疾病，因气机不畅所致的气痛，无形而痛，时来时去，腹部胀满不舒，或腹中肠鸣作响，是因风寒外袭，客于肠胃之中，气机不通而致。寒痹发病，寒邪停留于经络之间，(血脉凝滞不行)，肌肉时常疼痛并且皮肤麻木不仁(不知痛痒)。黄帝问：刺寒痹怎样使热纳入呢？伯高回答说：体力劳动者，用火针治疗；对养尊处优者，针刺后用药熨之法。

灵枢·终始第九(节选)

【原文】

凡刺之道，毕于终始，明知终始，五藏为纪，阴阳定矣。阴者主藏，阳者主府，阳受气于四末，阴受气于五藏。故泻者迎之，补者随之，知迎知随，气可令和。和气之方，必通阴阳，五藏为阴，六府为阳，传之后世，以血为盟，敬之者

昌，慢之者亡，无道行私，必得夭殃。谨奉天道，请言终始，终始者，经脉为纪，持其脉口人迎，以知阴阳有余不足，平与不平，天道毕矣。所谓平人者不病，不病者，脉口人迎应四时也，上下相应而俱往来也，六经之脉不结动也，本末之寒温之相守司也，形肉血气必相称也，是谓平人。少气者，脉口人迎俱少而不称尺寸也。如是者，则阴阳俱不足，补阳则阴竭，泻阴则阳脱。如是者，可将以甘药，不可饮以至剂。如此者，弗灸，不已者因而泻之，则五藏气坏矣。

【白话解】

凡是针刺的理论和方法，已完全记载在《终始》里。明确掌握《终始》篇，以五脏为纲领，来确定人体的阴阳。手足三阴经为五脏所主，手足三阳经为六腑所主，阳经所禀受的脉气来自于四肢末梢，阴经所禀受的脉气来自于五脏。所以，泻法是迎着脉气的来向而进针，以夺其势；补法是随着脉气的去向而进针，以充其势。懂得迎随补泻的方法，脉气得以调和。调和脉气的方法，必须通晓阴阳的含义和规律，比如五脏在内而属阴，六腑在外而属阳。传授于后世，必须认真对待，犹如“以血为盟”。恭敬地对待它就能发扬光大；怠慢它就会消亡。不遵循客观规律，一味按个人意志行事，必将遭受短命的灾祸。谨慎地遵循自然界的规律，请让我谈一谈终始的意义。终始，是指以人体的经脉为纲纪，通过切按寸口脉和人迎脉的脉象，来了解五脏六腑之阴阳有余或不足的内在变化，以及人体之阴阳平衡或失衡的状况，自然界的变化规律就尽在此了。所谓平人，就是没有得病的正常人。没有得病的正常人，其寸口和人迎的脉象与四季的阴阳盛衰相适应；寸口和人迎的脉象上下呼应而往来不息；手足六经的脉动，既没有结涩不足，也没有动疾有余等病象；人迎、寸口脉动没有盛虚偏颇，（或者译作：属于本的内在脏气与属于末的外在肌肤，都能在四时气候寒温变化上保持正常功能活动）；外表的形体肌肉与体内的血气也都能均衡相称。这样的人就被称做“平人”。正气虚的病人，寸口和人迎之处脉气衰少无力，两手寸关尺必然脉短不相称。像这种情况，则阴阳都不足，偏于补阳则阴气衰竭；偏于泻阴则阳气脱陷。像这种情况，只能用甘味的药物来调和它，而不能用大补大泻的汤剂去进行治疗。像这种情况，也不能用灸法。病日久不愈，误用泻法，则五脏的功能受到损坏。

【原文】

凡刺之道，气调而止，补阴泻阳，音气益彰，耳目聪明，反此者血气不行。所谓气至而有效者，泻则益虚，虚者脉大如其故而不坚也；坚如其故者，适虽言故，病未去也。补则益实，实者脉大如其故而益坚也；夫如其故而不坚者，适虽言快，病未去也。故补则实，泻则虚，痛虽不随针，病必衰去。必先通十二经脉之所生病，而后可得传于终始矣。故阴阳不相移，虚实不相倾，取之其经。

【白话解】

大凡针刺的原则，将阴阳之气调和为最终目的。补泻阴阳得法，则声音洪亮、耳聪目明等机体的功能活动恢复到正常状态。补泻不当，血气不畅通。所谓针下得气而治疗才能有效果，实证用了泻法，症候逐渐由实转虚，此时脉象虽与原来同样大小，但不那么坚实了；倘若坚实的程度与原来一样，虽然感到恢复，但疾病并未祛除。虚证用了补法，症候会逐渐由虚转实，此时的脉象仍和原来一样大小，但更加坚实；倘若仍像以前大小而不坚实，患者虽然感到有些轻快，但疾病并未祛除。所以补法使正气充实；泻法使病邪衰退，即使病痛没有随着针刺而立即消除，但其病情必定会减轻乃至痊愈。必须首先通晓十二经脉的所生病症，然后才能领会《终始》篇的精义。所以人迎、寸口两处脉动相比无明显盛虚偏颇，也即阴阳经脉之气无盛虚偏颇，取其所属经脉上的腧穴来进行治疗。

【原文】

阴盛而阳虚，先补其阳，后泻其阴而和之。阴虚而阳盛，先补其阴，后泻其阳而和之。

【白话解】

脉口脉动大于人迎，即为阴（经）盛阳（经）虚，先补其阳经，后泻其阴经，以调和阴阳；人迎脉动大于脉口，即为阴（经）虚阳（经）盛，先补其阴经，后泻其阳经，以调和阴阳。

【原文】

三脉动于足大指之间，必审其实虚。虚而泻之，是谓重虚，重虚病益甚。凡刺此者，以指按之，脉动而实且疾者疾泻之，虚而徐者则补之，反此者病益甚。其动也，阳明在上，厥阴在中，少阴在下。

【白话解】

足阳明胃经、足厥阴肝经、足少阴肾经经脉搏动在足大趾之间，必须审察这三条经脉的病证是实证还是虚证。虚证的而误用了泻法，虚上加虚，就叫“重虚”，重虚会使病情更加严重。凡是针刺这三条经脉，用手指按其所属的经脉，脉动坚实而迅疾，立即泻其实邪；脉动虚弱而慢则补其不足。与此相反的针法，病情更趋严重。这三条经脉搏动部位，足阳明胃经的在足跗之上（冲阳脉），足厥阴肝经的在足跗之内（太冲脉），足少阴肾经的在足跗之下（太溪脉）。

【原文】

膺腧中膺，背腧中背。肩膊虚者，取之上。重舌，刺舌柱以铍针也。手屈而不伸者，其病在筋；伸而不屈者，其病在骨。在骨守骨，在筋守筋。

【白话解】

胸部腧穴治胸部病症，背部腧穴治疗背部病症。肩胛部虚证，应在上部取穴。

重舌病，用剑形的铍针针刺舌下之筋放出恶血。手指弯曲而不能伸直的，它的病位在筋；手指伸直而不能弯曲的，它的病位在骨。病位在骨要治骨，病位在筋要治筋。

【原文】

补须一方实，深取之，稀按其痏，以极出其邪气；一方虚，浅刺之，以养其脉，疾按其痏，无使邪气得入。邪气来也紧而疾，谷气来也徐而和。脉实者，深刺之，以泄其气；脉虚者，浅刺之，使精气无得出，以养其脉，独出其邪气。刺诸痛者，其脉皆实。

【白话解】

补法泻法必须如下：一方面脉象坚实有力，深刺治疗，出针后迟按闭针孔，以使邪气尽量外泄。另一方面，脉象虚弱无力的，浅刺治疗，以调养脉气，出针后应急速按闭针孔，不使邪气再行侵入。邪气来时针下紧急；谷气来时针下慢而和缓。脉象坚实的，应当深刺治疗，以疏泄邪气；脉象虚弱的，应当浅刺治疗，使精气不致外泄，脉气得以滋养，仅排出邪气。针刺各种疼痛，当用泻法，因其脉象坚实。

【原文】

故曰：从腰以上者，手太阴、阳明皆主之；从腰以下者，足太阴、阳明皆主之。病在上者下取之，病在下者高取之，病在头者取之足，病在足者取之腘。病生于头者头重，生于手者臂重，生于足者足重，治病者先刺其病所从生者也。

【白话解】

所以说，从腰部以上的各种病证，都在手太阴肺经和手阳明大肠经的主治范围之内；从腰部以下的各种病证，都在足太阴脾经和足阳明胃经的主治范围之内。病患在身体上半部的，可以取身体下半部的腧穴来进行治疗；病患在身体下半部的，可以取身体上半部的腧穴来进行治疗；病患在头部的，可以取足部的腧穴来进行治疗；病患在腰部的，可以取腘窝部的腧穴来进行治疗。病患始生于头部的，头部症状较重；病患始生于手部的，臂部症状较重；病患始生于足部的，足部症状较重。治疗这些疾病，首先要在病患开始发生的部位针刺。

【原文】

病痛者阴也，痛而以手按之不得者，阴也，深刺之。病在上者阳也，病在下者阴也。痒者阳也，浅刺之。病先起阴者，先治其阴而后治其阳；病先起阳者，先治其阳而后治其阴。

【白话解】

病表现痛的属于阴，痛的部位用手按不到的是病邪隐藏在深处，也属于阴，应该深刺治疗。病在上半身的属于阳；病在下半身的属于阴。皮肤瘙痒属于阳，应当浅刺治疗。疾病先从阴经开始的，先治阴经后治阳经；疾病先从阳经开始的，先治阳经后治阴经。

【原文】

深居静处，占神往来，闭户塞牖，魂魄不散，专意一神；精气之分，毋闻人声，以收其精，必一其神，令志在针。浅而留之，微而浮之，以移其神，气至乃休。

【白话解】

施针时，医者要像深居于幽静的处所，聚精会神，又像关闭门窗，不让魂魄走散，专心致志，这样全神贯注地内养其精，外调其气，不听旁人的声音，使精神得以内守，必须集中精神，使思想集中在针的感应上。用浅刺留针的方法，或轻轻将针上提而浮于浅表，以转移病人的注意力，直至针下得气为止。

灵枢·经别第十一（节选）

【原文】

黄帝问于岐伯曰：余闻人之合于天道也，内有五藏，以应五音、五色、五时、五味、五位也，外有六府，以应六律，六律建阴阳。诸经而合之十二月、十二辰、十二节、十二经水、十二时。十二经脉者，此五藏六府之所以应天道。夫十二经脉者，人之所以生，病之所以成，人之所以治，病之所以起；学之所始，工之所止也；粗之所易，上之所难也。请问其离合出入奈何？岐伯稽首再拜曰：明乎哉问也。此粗之所过，上之所息也。请卒言之。

【白话解】

黄帝向岐伯问道：我听说人与自然界的规律相应。人体内有五脏以应五音、五色、五时、五味、五位；其在外，有属阳的六腑与六律相应。六律有阴律阳律与人之阴阳各经相应。这十二条经脉与自然界之十二月、十二辰、十二节、十二条河流、十二时相应。十二经脉就是人体之五脏六腑与自然界各种现象相应的情况。十二经脉，对人体之所以能维持生命，疾病之所以能够形成，人之所以能够治愈，疾病之所以能够发生都有着重要的作用。学医的人一开始就应该从有关经络的理论学起，医生掌握了它技术才算全面；技术低劣的医生认为它很容易掌握，而技术高明的医生认为要真正掌握它还是比较困难。请问经脉循行过程中的经气汇聚流行特征的情况是怎样的呢？岐伯很恭谨地再三执拜说：您问得真细致啊！这是技术低劣的医生所忽略的问题，技术高明的医生才会悉心地去研究。请让我详细地谈谈吧！

灵枢·四时气第十九（节选）

【原文】

黄帝问于岐伯曰：夫四时之气，各不同形，百病之起，皆有所生，灸刺之道，何者为定？岐伯答曰：四时之气，各有所在，灸刺之道，得气穴为定。故春取经、血脉分肉之间，甚者深刺之，间者浅刺之；夏取盛经孙络，取分间，绝皮肤；秋取经腧，邪在府，取之合；冬取井荥，必深以留之。

【白话解】

黄帝向岐伯问道：四季气候变化，分别有不同的表现；多种疾病的产生，都受四时气候影响而发生，艾灸针刺的原则，如何决定呢？岐伯回答说：四季气候变化影响人体发病各有部位，艾灸针刺的原则，彼此契合腧穴为最佳。所以春天发病，灸刺宜取经脉、血脉和分肉之间，病重的深刺治疗，病轻的浅刺治疗。夏季发病，针刺宜取手足阳经的孙络，刺透皮肤达分肉之间的浅刺法。秋季发病，针刺宜取各经脉的腧穴，病邪在六腑就取六腑的合穴。冬季发病，针刺宜取所病脏腑对应经脉的井穴和荥穴，必须深刺而且久留针。

【原文】

温疟汗不出，为五十九痏。风疰肤胀，为五十七痏，取皮肤之血者，尽取之。飧泄，补三阴之上，补阴陵泉，皆久留之，热行乃止。转筋于阳治其阳，转筋于阴治其阴，皆卒刺之。徒疰，先取环谷下三寸，以铍针针之，已刺而筩之，而内之，入而复之，以尽其疰，必坚，来缓则烦悗，来急则安静，间日一刺之，疰尽乃止。饮闭药，方刺之时，徒饮之，方饮无食，方食无饮，无食他食，百三十五日。著痹不去，久寒不已，卒取其三里。骨为干，肠中不便，取三里，盛泻之，虚补之。疠风者，素刺其肿上，已刺，以锐针针其处，按出其恶气，肿尽乃止，常食方食，无食他食。

【白话解】

温疟，不出汗，可用治疗热病常用的五十九个腧穴。风水病皮肤肿胀，可用治疗水肿病常用的五十七个腧穴，其表皮血络有明显瘀血现象的，用针泻除其瘀血。脾胃虚寒所致的飧泄证，补三阴交，补阴陵泉，都要久留针，针下产生热感才出针。转筋发生在阳经针治阳经，转筋发生在阴经针治阴经，都用燔针针刺。仅患水肿病，先取环谷穴之下三寸的穴位，用铍针针刺，已经针刺了就用中空如竹的针具，进而刺入，进针后调整病人体位，使病人身体倾斜，有益于腹水排出，排尽其中的水，一定要束身，如束身松缓，会引起病人闷满烦躁，束身很紧，病人才会安静，隔日针刺一次，水肿退尽为止。服用通闭的药物（以利小便），正在针刺的时候仅仅服药，正在服药时不要进食，正在进食时不要服药，不能食用伤脾助湿的食物，如此治疗一百三十五天。著痹长久不愈，因寒湿邪气久留不愈，燔针取足三里穴，深达至骨。大小肠功能失调，取足三里穴，邪气盛的泻实，正气虚的补虚。麻风病，多次针刺肿物上，已经针刺，再用锋利的针刺这一部位，用手挤按该处以压出瘀血，消肿为止。要常食用适合调养的食物，不要吃其他刺激性和油腻的食物。

【原文】

腹中常鸣，气上冲胸，喘不能久立，邪在大肠，刺肓之原、巨虚上廉、三里。

小腹控睾，引腰脊，上冲心，邪在小肠者，连睾系，属于脊，贯肝肺，络心系，气盛则厥逆，上冲肠胃，熏肝，散于肓，结于脐，故取之肓原以散之，刺太阴以予之，取厥阴以下之，取巨虚下廉以去之，按其所过之经以调之。

善呕，呕有苦，长太息，心中憺憺，恐人将捕之，邪在胆，逆在胃，胆液泄则口苦，胃气逆则呕苦，故曰呕胆，取三里以下胃气逆，则刺少阳血络，以闭胆逆，却调其虚实，以去其邪。

饮食不下，膈塞不通，邪在胃脘，在上脘则刺抑而下之，在下脘则散而去之。

小腹痛肿，不得小便，邪在三焦约，取之太阳大络，视其络脉，与厥阴小络，结而血者，肿上及胃脘，取三里。

【白话解】

腹中常有鸣响，气上逆冲于胸，气喘而不能久立，病邪在大肠，针刺肓之原（气海穴）、上巨虚、足三里。

小腹牵引睾丸，牵引腰背和脊骨，向上冲心，病邪在小肠，小肠连于睾系，附属于脊，其经脉贯通肝肺，连络心系，小肠邪气盛则厥气上逆，上冲肠胃，熏蒸肝肺，布散于肓膜，结聚于脐部，所以取肓原（气海穴）以散其冲心逆气，补手太阴肺经，刺足厥阴肝经以降其逆气，取下巨虚以祛其邪气，按压小肠经脉所过之处来调和气血。

经常呕吐，呕吐物中挟有苦水，常常叹气，心神忐忑不安，害怕有人将逮捕他，病邪在胆，其气横逆在胃，胆中的汁液外泄则口苦，胃气上逆则呕吐苦水，所以叫做呕胆，取足三里穴来使胃上逆之气下降，并针刺足少阳胆经的血络以止胆气横逆犯胃，调理虚实来祛其邪气。

饮食不能下咽，胸膈阻塞不通，病邪在胃脘，邪气在上脘则针刺抑制其上逆而使邪气下降，邪气在下脘则驱散而祛除邪气。

小腹疼痛、肿胀，小便不利，病邪在三焦约（膀胱），针刺足太阳膀胱经之外大络（委阳穴），观察足太阳经的络脉与足厥阴肝经的小络，瘀结有血的，少腹部肿痛波及胃脘，取足三里穴。

灵枢·五邪第二十（全篇）

【原文】

邪在肺，则病皮肤痛。寒热，上气喘，汗出，咳动肩背。取之膺中外腧，背三节五藏之傍，以手疾按之，快然乃刺之，取之缺盆中以越之。邪在肝，则两胁中痛，寒中，恶血在内，行善掣，节时脚肿，取之行间，以引胁下，补三里以温胃中，取血脉以散恶血，取耳间青脉以去其掣。邪在脾胃，则病肌肉痛，阳气有余，阴气不足，则热中善饥，阳气不足，阴气有余，则寒中，肠鸣腹痛，阴阳俱有余，若俱不足，则有寒有热，皆调于三里。邪在肾，则病骨痛阴痹，阴痹者，按之而不得，腹胀腰痛，大便难，肩背颈项痛，时眩，取之涌泉、昆仑，视有血者尽取之。邪在心，则病心痛喜悲，时眩仆，视有余不足，而调之其输也。

【白话解】

病邪在肺则患皮肤疼痛的病。恶寒发热，气上逆而喘，出汗，咳嗽引动肩背。针刺取侧胸部中、外的腧穴，背部的第三胸椎旁的腧穴，用手快速按压该处，患者有舒适感就刺该处，再取缺盆正中间的天突穴以散解肺中的邪气。病邪在肝则两胁疼痛，中焦脾胃寒气偏盛，瘀血在内，行走时经常痉挛，关节时有肿痛，针刺行间穴以导气而行于胁下，补足三里以温中焦脾胃，刺肝经的络脉以除其中的瘀血，刺双耳间的青络以祛除痉挛。病邪在脾胃则患肌肉痛的病，若阳气有余，阴气不足，则胃中灼热、消食善饥；若阳气不足，阴气有余，则中焦脾胃寒气偏盛，肠鸣腹痛；若阴气和阳气都有余，或者阴阳都不足，则病发寒热，都可以在足阳明胃经的足三里穴调治。病邪在肾则患骨痛阴痹的病。阴痹，是指手按压而不能确定疼痛的部位，腹胀满，腰酸痛，大便难，肩、背、颈、项都疼痛，时感眩晕，取涌泉、昆仑穴，观察有瘀血的则针刺出血。病邪在心则患心痛易悲的病，时有眩晕甚至昏仆，根据其阴阳气血的有余和不足，而调治其输穴。

灵枢·寒热病第二十一（节选）

【原文】

皮寒热者，不可附席，毛发焦，鼻槁腊不得汗。取三阳之络，以补手太阴。肌寒热者，肌痛，毛发焦而唇槁腊，不得汗，取三阳于下以去其血者，补足太阴以出其汗。骨寒热者，病无所安，汗注不休。齿未槁，取其少阴于阴股之络；齿已槁，

死不治。

【白话解】

皮寒热病，是指皮肤痛不能着席，毛发枯焦，鼻中干燥，汗不能出。针刺泻足太阳膀胱经之络穴（飞扬穴），补手太阴肺经。肌寒热病，是指肌肉痛，毛发枯焦且口唇干裂，无汗，针刺取足太阳膀胱经之络穴（飞扬穴）以除其瘀血，补足太阴脾经（之荥穴大都、原穴太白）来出汗。骨寒热病，是指阴虚烦躁，汗出如注出个不停。牙齿尚未枯槁，（说明阴气尚存），取足少阴经在阴股部位的络穴；牙齿已经枯槁，预后不良。

【原文】

颈侧之动脉人迎。人迎，足阳明也，在婴筋之前。婴筋之后，手阳明也，名曰扶突。次脉，足少阳脉也，名曰天牖。次脉，足太阳也，名曰天柱。腋下动脉，臂太阴也，名曰天府。阳迎头痛，胸满不得息，取之人迎。暴瘖气鞕，取扶突与舌本出血。暴聋气蒙，耳目不明，取天牖。暴挛痫眩，足不任身，取天柱。暴瘅内逆，肝肺相搏，血溢鼻口，取天府。此为天牖五部。

【白话解】

颈部两侧的动脉是人迎穴。人迎穴属于足阳明胃经，在颈侧的筋之前。颈侧的筋之后是手阳明大肠经的穴位，名为扶突。手阳明经之后是手少阳经的穴位，名为天牖。再后是足太阳经的穴位，名为天柱。腋下的动脉，上臂内侧手太阴肺经的腧穴，名为天府。阳热邪气上逆于阳经则头痛，胸满、呼吸困难，取人迎穴。突然失语，舌肌强硬，取扶突穴并点刺舌根出血。突然耳聋，眼目不明，如雾所阻，耳目不明，取天牖穴。突然发作的拘挛、癫痫或眩晕，两足软弱不能支撑身体，取天柱穴。突然大热使在内的气机上逆，肝肺所蕴的热邪相争，血妄行从口鼻而出，取天府穴。以上为天牖穴部位附近五个腧穴的位置和作用。

灵枢·热病第二十三（节选）

【原文】

偏枯，身偏不用而痛，言不变，志不乱，病在分腠之间，巨针取之，益其不足，损其有余，乃可复也。痱之为病也，身无痛者，四肢不收，智乱不甚，其言微知，可治；甚则不能言，不可治也。病先起于阳，后入于阴者，先取其阳，后取其阴，浮而取之。

【白话解】

偏枯，半身一侧不能随意运动而疼痛，言语如常，神志清楚，病邪在分肉腠理之间，大针刺之，补益不足的正气，祛除有余的邪气，就可以康复了。痱病，全身并无疼痛，四肢不能收缩伸展运动，神志虽乱但不严重，病人语音低微，言语中少数仍能辨析清楚，尚可以治疗；病重而不能言语，就难以治疗了。若痱病先起于阳分，后深入于阴分，治疗先治阳分，后治阴分，宜浅刺。

【原文】

热病三日，而气口静、人迎躁者，取之诸阳，五十九刺，以泻其热而出其汗，实其阴以补其不足者。身热甚，阴阳皆静者，勿刺也；其可刺者，急取之，不汗出则泄。所谓勿刺者，有死徵也。热病七日八日，脉口动喘而短者，急刺之，汗且自出，浅刺手大指间。热病七日八日，脉微小，病者溲血，口中干，一日半而死，脉代者，一日死。热病已得汗出，而脉尚躁，喘且复热，勿刺肤，喘甚者死。热病七日八日，脉不躁，躁不散数，后三日中有汗；三日不汗，四日死。未曾汗者，勿腠刺之。

【白话解】

热病的第三天，气口脉象和缓，人迎脉象疾数，应当取治于各条阳经，治疗热病的五十九个腧穴，来泻在表之热邪而发其汗，还要充实其阴经来补其不足。发热很严重的，气口、人迎之脉象都显沉静，（邪盛热甚，脉却不躁，这是阳证得阴脉的现象），不可针刺；对可以针刺的，立即施治，虽不出汗也能泄其病邪。所谓不能针刺，是指脉证不符的死证。热病已经七、八日，气口脉象躁动，病人喘息气短的，立即针刺治疗，使其出汗，可以浅刺手大指间外侧的穴位。热病已经七、八天，脉象微小，病人尿血，口中干燥，一天半即将死亡，若出现代脉，一日就死亡。热病已经出汗，脉象仍然躁动，呼吸喘促，身复发热，不能针刺，气喘严重的就会死亡。热病已经七、八天，脉象已经不躁动，即使躁动却不散不疾，三天之后可能发汗；若三天内仍未汗出，第四日死亡。未曾出汗的，不能针刺。

【原文】

热病头痛，颞颥目瘳脉痛，善衄，厥热病也，取之以第三针，视有余不足，寒热痔。热病体重，肠中热，取之以第四针，于其腧及下诸指间，索气于胃胳，得气也。热病挟脐急痛，胸胁满，取之涌泉与阴陵泉，取以第四针，针嗌里。热病，而汗且出，及脉顺可汗者，取之鱼际、太渊、大都、太白，泻之则热去，补之则汗出。汗出太甚，取内踝上横脉以止之。热病，已得汗而脉尚躁盛，此阴脉之极也，死；其得汗而脉静者，生。热病者，脉尚盛躁而不得汗者，此阳脉之极也，死；脉盛躁得汗静者，生。

【白话解】

患热病，头痛，眼眶外后方和眼区的脉抽掣而痛，鼻时常出血，这是热厥上逆的病，针刺治疗用九针中的第三针（鍉针），据病情以泻其有余，补其不足，时有寒热痔疮。患热病，肢体沉重，胃肠灼热，针刺治疗用九针中的第四针（锋针），刺脾经输太白、胃经输陷谷穴，以及各足趾间的穴位，还可以针刺足阳明胃经的络穴（丰隆），得气为佳。热病，脐周围突然疼痛，胸胁满胀，针刺治疗用九针中的第四针刺涌泉穴与阴陵泉穴，又针刺舌下的廉泉穴。热病，能出汗，以及脉证相合可用汗法，针刺鱼际、太渊、大都、太白穴，泻法刺之则热去，补法刺之则汗出。汗出太过，针刺内踝上的三阴交穴以止汗。热病，已经出汗，但脉象仍然躁盛，这是阴脉虚弱已极，为死证；出汗之后脉象平静的，预后良好。热病，脉象仍然躁盛，不能出汗的，这是阳脉亢极，为死证；脉象躁盛，发汗后脉象平静的，预后良好。

【原文】

热病，不可刺者有九：一曰汗不出，大颧发赤、哕者，死；二曰泄而腹满甚者，死；三曰目不明，热不已者，死；四曰老人、婴儿，热而腹满者，死；五曰汗不出，呕，下血者，死；六曰舌本烂，热不已者，死；七曰咳而衄，汗不出，出不至足者，死；八曰髓热者，死；九曰热而痉者，死。腰折瘈疭，齿噤龂也。凡此九者，不可刺也。

【白话解】

热病，不可针刺的死证有九种：一是，不出汗，颧骨部发红、呃逆，是热病伤阴，胃气虚败的死证；二是，泄泻而腹部胀满严重的，为脾气败绝的死证；三是，双目视物不清、发热不退的，是精气衰竭的死证；四是，老人和婴儿，发热而腹部胀满，是邪热壅阻于中的死证；五是，不出汗，呕血、下血，为阴血耗伤的死证；六是，舌根糜烂，热仍不止，为三阴俱损的死证；七是，咳血而且鼻出血，不出汗，虽出汗，也达不到足部的，为真阴溃竭的死证；八是，热邪已入骨髓，是肾气败竭的死证；九是，发热而项背强急、口噤、四肢抽搐、角弓反张，是热极生风，大伤阴血的死证，其表现为角弓反张、手足伸缩交替，抽动不已，牙关不开，咬牙切齿。上述九种，不可针刺。

【原文】

所谓五十九刺者，两手外内侧各三，凡十二痏；五指间各一，凡八痏，足亦如是；头入发一寸傍三分各三，凡六痏；更入发三寸边五，凡十痏；耳前、后、口下者各一，项中一，凡六痏；巅上一，囟会一，发际一，廉泉一，风池二，天柱二。

【白话解】

所谓治疗热病的五十九个穴位，是指两手内外侧各三穴，共十二穴；两手五指间各有一穴，共八穴，足部也是这样；头部入前发际一寸两侧旁开三分各三穴，共六穴；入发际向后三寸处的两旁各五穴，共十穴；耳前、耳后、口下各一穴，项中一穴，共六穴；巅顶一穴，囟会一穴，前后发际各一穴，廉泉一穴，左右风池二穴，左右天柱二穴。

灵枢·厥病第二十四（节选）

【原文】

厥心痛，与背相控，善瘛，如从后触其心，伛偻者，肾心痛也，先取京骨、昆仑，发狂不已，取然谷。厥心痛，腹胀胸满，心尤痛甚，胃心痛也，取之大都、太白。厥心痛，痛如以锥针刺其心，心痛甚者，脾心痛也，取之然谷、太溪。厥心痛，色苍苍如死状，终日不得太息，肝心痛也，取之行间、太冲。厥心痛，卧若徒居，心痛间，动作痛益甚，色不变，肺心痛也，取之鱼际、太渊。真心痛，手足青至节，心痛甚，旦发夕死，夕发旦死。心痛不可刺者，中有盛聚，不可取于腧。

【白话解】

厥心痛，胸与背相牵引而痛，抽掣痉挛，好像从背后触其心脏，因疼痛而腰背弯曲，这是肾脏之气逆于心下的心痛病，先取京骨穴和昆仑穴，出针后不效时，取然谷穴。厥心痛，腹胀，胸中满闷，心痛尤其严重，这是胃气犯心的病证，取大都穴、太白穴。厥心痛，痛如心被锥子或针所刺，心痛严重，这是脾气犯心的病证，取然谷穴、太溪穴。厥心痛，面色苍青如同死灰，整天叹气不畅快，这是肝气犯心的病证，取行间穴、太冲穴。厥心痛，卧床或闲居休息时，心痛间隙发作，活动时疼痛更加严重，面色不变，这是肺气逆乱犯心的病证，取鱼际穴、太渊穴。真心痛，手足冷至膝肘关节，心痛严重，早上发作傍晚死亡，傍晚发作早上死亡。心痛不能针刺，是体内有瘀血积块之类，不能用针刺腧穴来调理经气的方法治疗。

灵枢·杂病第二十六（全篇）

【原文】

厥，挟脊而痛者至顶，头沉沉然，目䀮䀮然，腰脊强，取足太阳腘中血络。厥，胸满面肿，唇漯漯然，暴言难，甚则不能言，取足阳明。厥气走喉而不能言，手足清，大便不利，取足少阴。厥而腹向向然，多寒气，腹中彀彀，便溲难，取足太阴。

【白话解】

厥逆之气行于脊使脊柱两侧疼痛直达巅顶，头部沉重，视物不清，腰背强直，取足太阳经的委中穴处的血络，点刺出血以泻邪气。厥逆之气向上冲胸，胸满，面部浮肿，口唇肿起，突然言语困难，甚至不能言语，取足阳明经的腧穴。厥逆之气向上充塞咽喉不能言语，手足清冷，大便不利，取足少阴肾经的腧穴。厥逆之气于内则腹中肠鸣作响，多为寒气内盛，腹中肠鸣，大小便困难，取足太阴脾经的腧穴。

【原文】

嗌干，口中热如胶，取足少阴。膝中痛，取犊鼻以员利针，发而间之。针大如氂，刺膝无疑。喉痹不能言，取足阳明，能言取手阳明。疟不渴，间日而作，取足阳明；渴而日作，取手阳明。齿痛，不恶清饮，取足阳明；恶清饮，取手阳明。聋而不痛者，取足少阳；聋而痛者，取手阳明。衄而不止，衃血流，取足太阳；衃血，取手太阳，不已，刺宛骨下；不已，刺腘中出血。腰痛，痛上寒，取足太阳阳明；痛上热，取足厥阴；不可以俛仰，取足少阳；中热而喘，取足少阴，腘中血络。喜怒而不欲食，言益小，刺足太阴；怒而多言，刺足少阳。颇痛，刺手阳明与颇之盛脉出血。项痛，不可俛仰，刺足太阳；不可以顾，刺手太阳也。小腹满大，上走胃，至心，淅淅身时寒热，小便不利，取足厥阴。腹满，大便不利，腹大，亦上走胸嗌，喘息喝喝然，取足少阴。腹满食不化，腹向向然，不能大便，取足太阴。

【白话解】

咽干，口中燥热，口中津液黏稠似胶，取足少阴肾经的腧穴。膝内痛，用员利针刺足阳明胃经的犊鼻穴，刺后稍待片刻再刺，员利针大如牛尾，刺膝部没问题。咽喉肿痛，阻塞不利，不能说话，取足阳明胃经的腧穴；还能说话，取手阳明大肠经的腧穴。疟疾发作，口不渴，隔一日发作，取足阳明胃经的腧穴；若口渴，每天发作，取手阳明大肠经的腧穴。牙齿疼痛，不怕冷饮，取足阳明胃经的腧穴；怕冷饮，取手阳明大肠经的腧穴。耳聋但不疼痛的，取足少阳胆经的腧穴；耳聋而疼痛的，取手阳明大肠经的腧穴。鼻出血不止，鼻中流出凝血块，取足太阳膀胱经的腧穴；出血不多而兼有血块，取手太阳小肠经的腧穴，刺后无效，取手太阳小肠经的腕骨穴，再无效，取足太阳膀胱经的委中穴，针刺出血。腰痛，痛时腰以上发凉，取足太阳膀胱经和足阳明胃经的腧穴；痛时腰以上发热，取足厥阴肝经的腧穴；疼痛不能俯仰，取足少阳胆经的腧穴；兼内热而气喘，取足少阴肾经的腧穴，并在委中穴附近的血络处放血。好发怒而不欲饮食，少言，针刺足太阴脾经的腧穴；发怒且多言，治针刺足少阳胆经的腧穴。腮痛，针刺手阳明大肠经的腧穴，并在腮部充盛而暴露明显的血脉放血。项部疼痛而头不能俯仰，针刺足太阳膀胱经的腧穴；头不能回顾，针刺手太阳小肠经的腧穴。小腹胀满膨大，向上移至胃脘直至心胸，寒凉怕冷，全身时常寒热往来，小便不通利，取足厥阴肝经的腧穴。腹中胀满，大便不通，腹胀大，也向上移至胸甚至咽喉部，喘息并发出喝喝的声音，取足少阴肾经的腧穴。腹胀满，饮食不消化，腹内鸣响，大便困难，取足太阴脾经的腧穴。

【原文】

心痛引腰脊，欲呕，取足少阴。心痛，腹胀，啬啬然大便不利，取足太阴。心痛引背，不得息，刺足少阴；不已，取手少阳。心痛引小腹满，上下无常处，便溲难，刺足厥阴。心痛，但短气不足以息，刺手太阴。心痛，当九节刺之，按已，刺按之，立已；不已，上下求之，得之立已。颇痛，刺足阳明曲周动脉，见血立已；不已，按人迎于经，立已。气逆上，刺膺中陷者与下胸动脉。腹痛，刺脐左右动脉，已刺按之，立已；不已，刺气街，已刺按之，立已。痿厥，为四末束悗，乃疾解之，日二，不仁者，十日而知，无休，病已止。哕，以草刺鼻，嚏，嚏而已；无息而疾迎引之，立已；大惊之，亦可已。

【白话解】

心痛牵引腰脊，想呕吐，取足少阴肾经的腧穴。心痛，腹胀满，大便闭塞不通利，取足太阴脾经的腧穴。心痛牵引背部，呼吸不利，针刺足少阴肾经的腧穴；不效时，针刺手少阳三焦经的腧穴。心痛牵引少腹胀满，上下作痛，痛点不固定，大小便困难，刺足厥阴肝经的腧穴。心痛，短气而呼吸困难，针刺手太阴肺经的腧穴。心痛，应在脊椎第九节之下（筋缩穴）针刺，针前先按压穴位，针后也要按压，可立即止痛，不效时，应在上下部位寻找按压点，找到了正确的位置，就会立即奏效。腮痛，针刺足阳明胃经颊车穴周围的动脉，刺出血马上见效；不效时，用手按本经的人迎穴，立即止痛。气逆冲上，刺胸膺部及下胸部腧穴。腹痛，针刺两侧的天枢穴处的动脉，刺后用手按压，立即见效；不效时，针刺足阳明胃经的气街穴，针刺后用手按压，马上见效。痿厥病，将患者的四肢以带缚紧，当他感到满闷时，立即将带松解，每日两次，麻木不仁的，十天有效，不要中断，病愈停止。呃逆，用草刺激病人的鼻腔，打喷嚏，打喷嚏之后呃逆可止；暂时闭住口鼻，不作呼吸，快速迎其上逆之气引导下行，立即见效；突然惊吓他，也能见效。

灵枢·周痹第二十七（全篇）

【原文】

黄帝问于岐伯曰：周痹之在身也，上下移徙随脉，其上下左右相应，间不容空，愿闻此痛，在血脉之中邪？将在分肉之间乎？何以致是？其痛之移也，间不及下针，其慉痛之时，不及定治，而痛已止矣，何道使然？愿闻其故。岐伯答曰：此众痹也，非周痹也。黄帝曰：愿闻众痹。岐伯对曰：此各在其处，更发更止，更居更起，以右应左，以左应右，非能周也，更发更休也。黄帝曰：善。刺之奈何？岐

伯对曰：刺此者，痛虽已止，必刺其处，勿令复起。

【白话解】

黄帝向岐伯问道：人体患了周痹，病邪随经脉上下移动，疼痛的部位上下左右对称，痹邪走窜几乎没有一点点空隙，希望听听这种疼痛是发生在血脉之中呢？还是在分肉之间？是什么导致的呢？这种疼痛移动时速度很快而来不及下针，疼痛聚集在某一部位之时还来不及下针治疗，疼痛就已缓解了，是什么道理呢？希望听听其中的缘故。岐伯回答说：这是众痹，不是周痹。黄帝说：希望听听众痹。岐伯回答说：众痹是可散发在人体各个部位的病痛，疼痛随时发作，随时停止，随时停留，随时转移，症状左右先后相应，而不是周身疼痛，时作时止。黄帝说：说得好！针刺治疗怎样呢？岐伯回答说：针刺这种病，某处疼痛虽然已经停止，但还要在该处进行刺治，不要让它复发。

【原文】

帝曰：善。愿闻周痹何如？岐伯对曰：周痹者，在于血脉之中，随脉以上，随脉以下，不能左右，各当其所。黄帝曰：刺之奈何？岐伯对曰：痛从上下者，先刺其下以过之，后刺其上以脱之；痛从下上者，先刺其上以过之，后刺其下以脱之。黄帝曰：善。此痛安生？何因而有名？岐伯对曰：风寒湿气，客于外分肉之间，迫切而为沫，沫得寒则聚，聚则排分肉而分裂也，分裂则痛，痛则神归之，神归之则热，热则痛解，痛解则厥，厥则他痹发，发则如是。帝曰：善。余已得其意矣，此内不在藏，而外未发于皮，独居分肉之间，真气不能周，故命曰周痹。

【白话解】

黄帝说：说得好！希望听听周痹是怎样的。岐伯回答说：周痹，是指病邪在血脉之中，随着血脉上下，不像众痹那样病痛可以左右移易，病邪走在何处就在何处发病。黄帝问：针刺治疗如何呢？岐伯回答说：疼痛从上至下发展的，先针刺疼痛部位之下的穴位遏止病邪，再针刺疼痛的部位之上以祛除病邪；疼痛从下至上发展的，先针刺疼痛部位之上的穴位遏止病邪，再针刺疼痛的部位之下以祛除病邪。黄帝说：说得好！这种疼痛怎样产生的呢？为什么有这个定名？岐伯回答说：风寒湿三气，侵袭到肌表分肉之间，压迫肌肉而形成病理分泌物，津液聚集而成的病理分泌物遇到寒邪则凝聚，凝聚处的分肉受到排挤而使之分裂，分肉裂开则产生疼痛，疼痛则卫气汇集，卫气汇集则发热，发热则疼痛解除，疼痛解除则气血逆乱，气血逆乱则其他部位痹阻不通就发作了，发作也是这样。黄帝说：说得好！我已经明白其中的道理了，这种病不在内脏，也不在皮肤，单单留在分肉之间，真气不能周流全身，所以命名为周痹。

【原文】

故刺痹者，必先切循其下之六经，视其虚实，及大络之血结而不通，及虚而脉

陷空者而调之，熨而通之。其瘛坚，转引而行之。黄帝曰：善。余已得其意矣，亦得其事也。九者，经巽之理，十二经脉阴阳之病也。

【白话解】

所以针刺痹证时，一定先要顺经脉切压上下的经脉，来诊察经脉的虚实，以及大络的血脉结而不通，以及因虚而络脉气虚，下陷于内，然后再进行调治，温熨法而通其经络，筋脉拘急而坚硬的，转引痹阻之气使之畅行。黄帝说：说得好！我已经明白其发病机制了，也知道了它的治疗方法。九针能疏通经气，顺应了经脉之理。

灵枢·口问第二十八（节选）

【原文】

黄帝曰：人之欠者，何气使然？岐伯答曰：卫气昼日行于阳，夜半则行于阴。阴者主夜，夜者卧，阳者主上，阴者主下。故阴气积于下，阳气未尽，阳引而上，阴引而下，阴阳相引，故数欠。阳气尽，阴气盛，则目瞑，阴气尽而阳气盛则寤矣。泻足少阴，补足太阳。黄帝曰：人之哕者，何气使然？岐伯曰：谷入于胃，胃气上注于肺，今有故寒气与新谷气，俱还入于胃，新故相乱，真邪相攻，气并相逆，复出于胃，故为哕，补手太阴，泻足少阴。黄帝曰：人之唏者，何气使然？岐伯曰：此阴气盛而阳气虚，阴气疾而阳气徐，阴气盛而阳气绝，故为唏。补足太阳，泻足少阴。黄帝曰：人之振寒者，何气使然？岐伯曰：寒气客于皮肤，阴气盛，阳气虚，故为振寒寒栗，补诸阳。黄帝曰：人之噫者，何气使然？岐伯曰：寒气客于胃，厥逆从下上散，复出于胃，故为噫，补足太阴阳明。

【白话解】

黄帝说：人打哈欠是什么气造成的？岐伯回答说：卫气白天行于人身的阳分，夜间行于人身的阴分。阴气主于夜间，夜间人睡眠。阳升主上，阴降主下，所以阴气积聚于下之时，阳气还未完全进入阴分，阳主升引气向上，阴主降引气向下，阴阳相互牵引，所以频频呵欠。入夜之后，阳气已尽入于阴分，阴气盛，则睡眠；白天阴气将尽，而阳气渐盛，则清醒。泻足少阴肾经之穴以抑其阴气，补足太阳经膀胱之穴以助其阳气。黄帝说：人患呃逆，是什么气导致的呢？岐伯说：饮食水谷进入到胃中，（经过了胃的腐熟、消化），脾主升清将水谷精微上注于肺，现在胃中原有寒气与新入的饮食精微，都还在胃中，新入的水谷精微与原有的寒气相搏，正邪相攻，两气相冲激而相逆，复从胃上出而入胸膈，所以成为呃逆，补手太阴肺经之穴，泻足少阴肾经之穴。黄帝说：人抽息，是什么气导致的呢？岐伯说：这是阴气有余而阳气不足，阴气运行快而阳气运行慢，阴气过盛而阳气衰绝，所以成为抽息，补足太阳膀胱经之穴，泻足少阴肾经之穴。黄帝说：人振寒，是什么气导致的呢？岐伯说：寒气侵入皮肤，阴气有余而阳气不足，所以产生怕冷战栗，补足太阳膀胱经之穴。黄帝说：人嗳气，是什么气导致的呢？岐伯说：寒气侵入胃中，厥逆之气从下向上冲散，再从胃中出来，所以成为嗳气，补足太阴脾经、足阳明胃经之穴。

灵枢·五乱第三十四（全篇）

【原文】

黄帝曰：经脉十二者，别为五行，分为四时，何失而乱，何得而治？岐伯曰：五行有序，四时有分，相顺则治，相逆则乱。黄帝曰：何谓相顺？岐伯曰：经脉十二者，以应十二月，十二月者，分为四时。四时者，春秋冬夏，其气各异，营卫相随，阴阳已知，清浊不相干，如是则顺之而治。黄帝曰：何谓逆而乱？岐伯曰：清气在阴，浊气在阳，营气顺脉，卫气逆行，清浊相干，乱于胸中，是谓大悗。故气乱于心，则烦心密嘿，俛首静伏；乱于肺，则俛仰喘喝，接手以呼；乱于肠胃，则为霍乱；乱于臂胫，则为四厥；乱于头，则为厥逆，头重眩仆。

【白话解】

黄帝说：十二经脉属络于脏腑，脏腑各合于五行而应于四时，怎样失调而逆乱？怎样相得而协调？岐伯说：木、火、土、金水五行有顺序，春、夏、秋、冬四季变化也有规律，经脉的运行与五行四季的规律相顺应则正常，相违背则经脉的运行紊乱。黄帝说：什么是相互顺应？岐伯说：十二经脉与一年的十二月相应。十二个月分为四季。四季是指春夏秋冬，其气候特点各不相同。营气与卫气内外相顺，阴阳已经协调，清气与浊气不互相干扰，像这样就顺应自然界的变化而使经脉运行正常。黄帝说：什么是违背而逆乱呢？岐伯说：清气应在阳反在阴，浊气应在阴反在阳，营气顺脉而行，而卫气运行却不循常规，这样清浊相扰，乱于胸中就叫做大悗。所以气乱于心，则心烦，沉默安静，低头静伏；气乱于肺，则或俯或仰，喘息喝喝有声，用手按在胸部呼吸；气乱于肠胃，则发生吐泻交作的霍乱；气乱于手臂足胫部，则为四肢冷或热；气乱于头，则厥气上逆，头重眩晕仆倒。

【原文】

黄帝曰：五乱者，刺之有道乎？岐伯曰：有道以来，有道以去，审知其道，是谓身宝。黄帝曰：善。愿闻其道。岐伯曰：气在于心者，取之手少阴、心主之输；气在于肺者，取之手太阴荥、足少阴输；气在于肠胃者，取之足太阴、阳明，不下者，取之三里；气在于头者，取之天柱、大杼，不知，取足太阳荥、输；气在于臂

足，取之先去血脉，后取其阳明、少阳之荥输。

【白话解】

黄帝说：五乱的针刺有规律吗？岐伯说：五乱的发生变化有规律，针刺治疗也有规律，探明这些规律，就是所谓的养生之宝。黄帝说：说得好！希望听听其中的规律。岐伯说：气乱于心的，针刺手少阴心经的输穴神门和手厥阴心包经的输穴大陵穴；气乱于肺的，针刺手太阴肺经的荥穴鱼际和足少阴肾经的输穴太溪穴；气乱于肠胃的，针刺足太阴脾经和足阳明胃经的输穴，不见效的，针刺足三里穴；气乱于头的，针刺足太阳膀胱经的天柱穴和大杼穴，不见效，可再针刺足太阳膀胱经的荥穴通谷和输穴束骨穴；气乱于手臂足胫部的，针刺先在相应部位的血脉上放血，然后针刺取手阳明大肠经的荥穴二间、输穴三间和手少阳三焦经的荥穴液门、输穴中渚治疗上肢的病变，取足阳明胃经的荥穴内庭、输穴陷谷和足少阳胆经的荥穴侠溪、输穴足临泣治疗下肢的病变。

【原文】

黄帝曰：补泻奈何？岐伯曰：徐入徐出，谓之导气，补泻无形，谓之同精，是非有余不足也，乱气之相逆也。黄帝曰：允乎哉道，明乎哉论，请著之玉版，命曰治乱也。

【白话解】

黄帝说：补泻如何运用呢？岐伯说：慢进针慢出针，叫做导气。补泻无形可见，称为同精。不是邪气有余的实证，也不是正气不足的虚证，而是气机逆乱形成的病变。黄帝说：恰当的道理，明确的论述！请著在玉版上，命名为治乱准则。

灵枢·逆顺肥瘦第三十八（节选）

【原文】

黄帝曰：愿闻人之白黑肥瘦小长，各有数乎？岐伯曰：年质壮大，血气充盈，肤革坚固，因加以邪，刺此者，深而留之，此肥人也。广肩腋，项肉薄，厚皮而黑色，唇临临然，其血黑以浊，其气涩以迟；其为人也，贪于取与，刺此者，深而留之，多益其数也。

黄帝曰：刺瘦人奈何？岐伯曰：瘦人者，皮薄色少，肉廉廉然，薄唇轻言，其血清气滑，易脱于气，易损于血，刺此者，浅而疾之。

黄帝曰：刺常人奈何？岐伯曰：视其白黑，各为调之，其端正敦厚者，其血气和调，刺此者，无失常数也。

黄帝曰：刺壮士真骨者奈何？岐伯曰：刺壮士真骨坚，肉缓，节监监然，此人

重则气涩血浊，刺此者深而留之，多益其数；劲则气滑血清，刺此者，浅而疾之。

黄帝曰：刺婴儿奈何？岐伯曰：婴儿者，其肉脆，血少气弱，刺此者以豪刺，浅刺而疾发针，日再可也。

【白话解】

黄帝说：希望听听人的皮肤黑白、形体胖瘦、年龄长幼不同，针刺的深浅和次数等方面有规律吗？岐伯说：壮年体质魁梧，气血充盛，皮肤坚固，感邪而生病，针刺这些人，深刺而留针，这是肥壮人的刺法。肩膀腋部宽阔，项部肌肉瘦薄，皮肤粗厚而色黑，口唇肥大而下垂，血色黑而浊，气行涩而迟，这种人慷慨乐施，针刺这些人，深刺而留针，增加针刺的次数。

黄帝说：针刺瘦人怎样呢？岐伯说：瘦人的皮肤薄而面色苍白，肌肉瘦削，口唇薄，说话声轻，血清稀气滑利，容易脱气，容易损血，针刺这些人，浅刺而快出针。

黄帝说：针刺肥瘦适中的人怎样呢？岐伯说：根据肤色黑白，各施以相应的方法调治。端正敦厚的人，血气调和，针刺这些人，应用不深不浅的常规刺法。

黄帝说：针刺壮年骨骼坚硬的人怎样呢？岐伯说：针刺壮年骨骼坚硬，肌肉结实，坚强有力，这些人若平素稳重而不好动则气涩血浊，针刺这些人深刺而留针，增加针刺的次数；若是活泼好动的人则气滑血清，针刺这些人，浅刺而快出针。

黄帝说：针刺婴儿怎样呢？岐伯说：婴儿的肌肉柔嫩，血少气弱，针刺这些人用毫针，浅刺而快出针，每日可针刺两次。

灵枢·血络论第三十九（节选）

【原文】

黄帝曰：愿闻其奇邪而不在经者。岐伯曰：血络是也。黄帝曰：刺血络而仆者何也？血出而射者何也？血少黑而浊者何也？血出清而半为汁者何也？发针而肿者何也？血出若多若少，而面色苍苍者何也？发针而面色不变，而烦悗者何也？多出血而不动摇者何也？愿闻其故。岐伯曰：脉气盛而血虚者，刺之则脱气，脱气则仆。血气俱盛，而阴气多者其血滑，刺之则射。阳气畜积，久留而不泻者，其血黑以浊，故不能射。新饮而液渗于络，而未合和于血也，故血出而汁别焉；其不新饮者，身中有水，久则为肿。阴气积于阳，其气因于络，故刺之血未出而气先行，故肿。阴阳之气，其新相得而未和合，因而泻之，则阴阳俱脱，表里相离，故脱色而苍苍然。刺之血出多，色不变而烦悗者，刺络而虚经，虚经之属于阴者，阴脱故烦悗。阴阳相得而合为痹者，此为内溢于经，外注于络，如是者，阴阳俱有余，虽多出血，而弗能虚也。

黄帝曰：相之奈何？岐伯曰：血脉者，盛坚横以赤，上下无常处，小者如针，大者如筯，则而泻之万全也。故无失数矣，失数而反，各如其度。

【白话解】

黄帝说：希望听听邪在血络奇络之中而不在经脉的情况。岐伯说：见于肌表的络脉。黄帝说：刺血络而晕倒是为什么？放血时而血向外喷射是为什么？放出的血色黑浓浊是为什么？放出的血质清且一半是汁液是为什么？出针后局部肿起是为什么？放出的血或多或少，面色苍白是为什么？出针后面色不变但心胸烦闷是为什么？放血虽多但病人没有任何不适是为什么？希望听听其中的道理。岐伯说：经脉中气偏盛而血偏虚的，刺络脉放血则元气随之走泄，气脱则晕倒。经脉中气血俱盛而阴气较多的，血行滑利充实，刺络放血则血向外喷射。阳气蓄积于络脉之内，久留而不能外泻，血色黑且浓浊，所以血不会向外喷射。刚刚饮过水而水液渗入到血络中，尚未与血液完全混合，所以放血时血中一部分是水液；那些不是刚饮过水的，病人体内原本有停水，日久会成为水肿。阴经之气积聚在腠理的阳分，所以放血时还没放出而气先放出，所以局部肿起。阴气和阳气刚刚相遇而尚未相合，误用泻法，则阴气、阳气都虚，内外表里相离，阴阳不和，气血不荣于面，所以见面色无华而苍苍然。刺络脉出血过多，虽面色不变而心胸烦闷的，因为刺络脉放血使经脉空虚，经脉空虚引起五脏的阴精亏损，阴精亏损所以心胸烦闷。表里的邪气相合痹阻在体内，这是外邪内溢于经脉，外传注于络脉，像这样，经脉和络脉都充满邪气，放血时出血虽多（但泻出的大多是邪气），不会产生虚弱。

黄帝说：怎样观察血络呢？岐伯说：血络盛满坚硬横列色赤，或上或下没有固定部位，小的像针，大的像筷子大小突起的样子，刺络放血而泻邪气万无一失。所以不要违背上述常规，违背上述常规非但没有疗效，还会出现各种不良反应。

灵枢·行针第六十七（全篇）

【原文】

黄帝问于岐伯曰：余闻九针于夫子，而行之于百姓，百姓之血气，各不同形，或神动而气先针行，或气与针相逢，或针已出，气独行，或数刺乃知，或发针而气逆，或数刺病益剧，凡此六者，各不同形，愿闻其方。

岐伯曰：重阳之人，其神易动，其气易往也。黄帝曰：何谓重阳之人？岐伯曰：重阳之人，熇熇高高，言语善疾，举足善高，心肺之藏气有余，阳气滑盛而扬，故神动而气先行。

黄帝曰：重阳之人，而神不先行者何也？岐伯曰：此人颇有阴者也。黄帝曰：何以知其颇有阴也？岐伯曰：多阳者多喜，多阴者多怒，数怒者易解，故曰颇有

阴，其阴阳之离合难，故其神不能先行也。

黄帝曰：其气与针相逢奈何？岐伯曰：阴阳和调，而血气淖泽滑利，故针入而气出疾而相逢也。

黄帝曰：针已出而气独行者，何气使然？岐伯曰：其阴气多而阳气少，阴气沉而阳气浮者内藏，故针已出，气乃随其后，故独行也。

黄帝曰：数刺乃知，何气使然？岐伯曰：此人之多阴而少阳，其气沉而气往难，故数刺乃知也。

黄帝曰：针入而气逆者，何气使然？岐伯曰：其气逆，与其数刺病益甚者，非阴阳之气，浮沉之势也。此皆粗之所败，上之所失，其形气无过焉。

【白话解】

黄帝向岐伯问道：我从先生这里了解了有关九针的理论，在人们施行它，人们的血气盛衰不同，（针刺前后）各有不同表现，有的精神敏感刚进针时就有反应；有的进针后马上就有得气的感觉；有的出针后才有反应；有的针刺多次后才有反应；有的下针后就出现气逆；有的针刺多次后病情加重。上述六种情况，各有不同表现，希望听听其中的道理。

岐伯说：重阳类型的人，精神敏感，气很快到来，针刺反应快。黄帝问：什么是重阳类型的人？岐伯说：重阳类型人的神气禀性如火势炽盛的样子，不卑不亢，言语急骤，走路大踏步，心肺脏气有余，阳气充盛滑利而振扬张大，所以精神敏感而对针刺反应快。

黄帝问：重阳类型的人，有些精神不敏感，为什么？岐伯说：这种人阴气也较盛。黄帝问：怎么知道这种人阴气也较盛呢？岐伯答：多阳的人常喜形于色，多阴的人经常恼怒，频怒者其气容易松懈，所以说阴气也较盛，阴阳离合出入难，所以精神不敏感，针刺反应也不快。

黄帝问：有的患者针刺与得气适时而至是什么道理？岐伯说：这种人阴阳均衡协调，气血濡润和畅，所以进针后针刺反应快，针刺与得气适时而至。

黄帝问：出针后才出现反应，是什么原因呢？岐伯说：这种人阴气偏多而阳气偏少，阴气沉降而阳气升浮，外浮的阳气随阴气沉降而藏于内，所以已出针，气才随其针而出，所以才出现反应。

黄帝问：针刺多次后才出现反应，是什么道理？岐伯说：这种人阴气偏多而阳气偏少，其气沉降而气至反应就困难，所以针刺多次后才出现反应。

黄帝问：针刺后即出现气逆的不良反应，是什么道理？岐伯说：针刺后出现气逆的不良反应与针刺多次后病情加重的人，不是患者的体质阴阳偏盛偏衰，也不是阴降阳浮。这是技术较差的医生所造成的，也是技术高明的医生的失误，与患者的形气体质无关。

灵枢·邪客第七十一（节选）

【原文】

黄帝问于岐伯曰：余愿闻持针之数，内针之理，纵舍之意，扞皮开腠理，奈何？脉之屈折，出入之处，焉至而出，焉至而止，焉至而徐，焉至而疾，焉至而入？六府之输于身者，余愿尽闻。少序别离之处，离而入阴，别而入阳，此何道而从行？愿尽闻其方。岐伯曰：帝之所问，针道毕矣。黄帝曰：愿卒闻之。岐伯曰：手太阴之脉，出于大指之端，内屈，循白肉际，至本节之后太渊。留以澹，外屈，上于本节下，内屈，与阴诸络会于鱼际，数脉并注，其气滑利，伏行壅骨之下，外屈，出于寸口而行，上至于肘内廉，入于大筋之下，内屈，上行臑阴，入腋下，内屈走肺，此顺行逆数之屈折也。心主之脉，出于中指之端，内屈，循中指内廉，以上留于掌中，伏行两骨之间，外屈，出两筋之间，骨肉之际，其气滑利，上二寸，外屈，出行两筋之间，上至肘内廉，入于小筋之下，留两骨之会上，入于胸中，内络于心脉。

【白话解】

黄帝向岐伯问道：我希望听听持针的方法，进针的原理，用针还是不用针的意义，针刺入皮腠理开泄的道理，怎样呢？经脉循行的屈折情况，出入会合的部位，经气在哪里出，在哪里止，在哪里慢，在哪里快，在哪里入？六腑输注于全身的，我希望详细得听听。六腑输注于全身的次第情况，支别离合的部位，离阳而入阴，别阴而入阳，从哪条道上运行？希望详尽地听听其中的道理。岐伯说：你所提问的，针刺的道理已完全包括了。黄帝说：希望详细听听这个道理。岐伯说：手太阴肺的经脉，出于手大指指端的少商穴，向内屈行，沿大指内侧的赤白肉际，行至大指本节后的太渊穴，流行波动，向外屈折，上行至本节下方，与阴经络脉合于鱼际穴。数条脉合并流注，其脉气滑利，伏行于第一掌骨之下，向外屈折，出于寸口部而行，向上至肘内侧，进入肘关节的大筋之下（尺泽穴），向内屈折，上行上臂的内侧，进入腋下，向内屈行进入肺中，这就是手太阴肺经由手至胸逆行屈折出入的循行情况。手厥阴心包经，出于中指指尖（中冲穴），向内屈折，沿中指内侧，上行流注于掌中的劳宫穴，伏行于尺骨和桡骨之间，向外屈折，出行于两筋之间的骨肉交界处，它的脉气滑利，向上行二寸，向外屈折，出行于两筋之间，向上至肘内侧，进入小筋之下，流注于尺骨和桡骨在肘关节的会合处（曲泽穴），进入于胸中，内联于心包。

【原文】

黄帝曰：手少阴之脉独无腧，何也？岐伯曰：少阴，心脉也。心者，五藏六府

之大主也，精神之所舍也，其藏坚固，邪弗能容也。容之则心伤，心伤则神去，神去则死矣。故诸邪之在于心者，皆在于心之包络。包络者，心主之脉也，故独无腧焉。黄帝曰：少阴独无腧者，不病乎？岐伯曰：其外经病而藏不病，故独取其经于掌后锐骨之端。

【白话解】

黄帝问：手少阴心经唯独没有治疗心病的腧穴，为什么呢？岐伯说：手少阴心经是心所主的经脉。心是五脏六腑的主宰，藏精神的处所，心脏坚固，邪气就不能侵入。若邪气侵入则心受伤，心受伤则神气离去，神气离去则人就死亡了。所以各种邪气侵袭心的，都侵犯到心包络，心包络是手厥阴心包经，所以手少阴心经唯独没有治疗心病的腧穴（心经不必有治心病之腧）。黄帝问：手少阴心经唯独没有治疗心病的腧穴，不感受病邪吗？岐伯说：心经循行于外部分有病而心脏不会感受病邪而发病。所以唯独治疗心病的可以针刺手少阴心经在掌后锐骨之端的神门穴。

【原文】

黄帝曰：持针纵舍奈何？岐伯曰：必先明知十二经脉之本末，皮肤之寒热，脉之盛衰滑涩。其脉滑而盛者，病日进，虚而细者，久以持；大以涩者，为痛痹；阴阳如一者，病难治。其本末尚热者，病尚在；其热已衰者，其病亦去矣。持其尺，察其肉之坚脆、大小、滑涩、寒温、燥湿。因视目之五色，以知五藏而决死生。视其血脉，察其色，以知其寒热痛痹。黄帝曰：持针纵舍，余未得其意也。岐伯曰：持针之道，欲端以正，安以静，先知虚实，而行疾徐，左手执骨，右手循之，无与肉果，泻欲端以正，补必闭肤，辅针导气，邪得淫泆，真气得居。

【白话解】

黄帝问：针刺治疗的具体方法是怎样的呢？岐伯说：首先要明确十二经脉的起止，诊察皮肤的寒热温凉，脉象的盛衰滑涩，（才能决定是否运用针刺）。如脉滑而有力的，是病势正在发展；脉细无力的，是病持久难愈；脉大而涩，是气血不通的痛痹；脉象难以明辨的，是病属难治。凡是胸腹和四肢还在发热的，是病邪没有消退；发热已经消退的，病邪消除了。持其尺肤以察病，观察病人肌肉的坚实与脆弱，肥瘦、滑涩、皮肤的寒温、燥湿。观察两目的五色，可以测知五脏的盛衰推测预后的吉凶。根据皮肤的色泽变化以测知寒热痛痹。黄帝说：针刺治疗的操作方法，我还不能理解。岐伯说：持针的规律，要端正态度，心神安静，先分清虚实，然后再施行快慢的补泻的手法，左手把握骨骼（确定腧穴部位），右手循穴进针，进针时不要用力过猛，防止针被肌肉裹住，用泻法时针体垂直进出，用补法时出针应按闭针孔，辅助行针的手法以导引其气，经针刺治疗后，邪气不能浸淫漫延，真气得以内守。

灵枢·官能第七十三（节选）

【原文】

用针之理，必知形气之所在，左右上下，阴阳表里，血气多少，行之逆顺，出入之合，谋伐有过。知解结，知补虚泻实，上下气门，明通于四海，审其所在，寒热淋露，以输异处。审于调气，明于经隧，左右肢络，尽知其会。寒与热争，能合而调之，虚与实邻，知决而通之，左右不调，把而行之。明于逆顺，乃知可治，阴阳不奇，故知起时。审于本末，察其寒热，得邪所在，万刺不殆，知官九针，刺道毕矣。

【白话解】

用针的道理，必须知道脏腑形气所在的上下左右的部位，阴阳表里的关系，十二经脉血气有多有少，十二经脉顺行和逆行的走向，经气出入运行会合流注的腧穴，这样才能攻治病邪。应该知道疏通郁结，调达经气的针法，掌握补虚泻实的治法，周身经脉之气穴，明确通过人身的气海、血海、髓海、水谷之海来审察病变所在部位，寒热淋露等外邪侵袭气血输注之处，部位各不相同。审察经脉之气虚实调和其脉气，对于经脉、左右散在的支别络脉要明确，详细掌握腧穴。若寒热交争的病，要从阴阳论治来调和它；虚实疑似的病，明确判断而疏通它；若左右机能不协调的病，持左右阴阳而调其不和。明确脉证逆顺，才能知道疾病是否可治，阴阳调和不偏倚，则懂得病愈有期。审察疾病的标本，观察其寒热的变化，懂得病邪所在的部位，针刺不会出错，熟知九针之所宜，针刺治病的道理就可以全面领会了。

【原文】

各处色部，五藏六府，察其所痛，左右上下，知其寒温，何经所在。审皮肤之寒温滑涩，知其所苦，膈有上下，知其气所在。

【白话解】

根据面部五色和脏腑病变反应于面部的相应处，可测知五脏六腑的内在变化。观察其疼痛的部位，结合面部左右上下所显现的颜色，就可诊知病性属寒属热，病在什么经脉。审察触诊皮肤的寒温、滑涩的不同感觉，可以知道疾病的阴阳虚实。审察膈的上下，可测知病邪在何脏。

灵枢·刺节真邪第七十五（节选）

【原文】

用针者，必先察其经络之实虚，切而循之，按而弹之，视其应动者，乃后取之而下之。六经调者，谓之不病，虽病，谓之自已也。一经上实下虚而不通者，此必有横络盛加于大经，令之不通，视而泻之，此所谓解结也。

【白话解】

医生，必须首先诊察经络的虚实，用手循行切按，用手指轻压和弹动经脉，发现应手而动的部位，然后取穴进针。手足三阴三阳经脉气血调和的人，是健康无病的人，即使生病，也易自愈。如果某一经脉出现上实下虚而不通的，这必定有横走的络脉壅盛于经脉之上，使经脉不通，应当诊断明确后施行泻法，这就是解结的刺法。

素问·宝命全形论篇第二十五（节选）

【原文】

故针有悬布天下者五，黔首共余食，莫知之也。一曰治神，二曰知养身，三曰知毒药为真，四曰制砭石小大，五曰知府藏血气之诊。五法俱立，各有所先。今末世之刺也，虚者实之，满者泄之，此皆众工所共知也。若夫法天则地，随应而动，和之者若响，随之者若影，道无鬼神，独来独往。

【白话解】

所以将针法公布于天下有五个法则，老百姓只知道饱食终日，不懂得这些道理。一是调和医者精神专一及病者的精神状态，二是懂得养生的道理，三是掌握药物性能和功用，四是制取砭石的大小不等以适应不同病证，五是掌握脏腑气血盛衰的诊断方法。五法各有所长，应用各有先后。近世针刺疗法，虚证用补法，实证用泻法，这是众医生所共知的。针刺治病，要按照天地阴阳的规律，随机应变，针刺获效，如响应声，如影随形，疗效迅速而明显，针灸治病的道理是客观存在的，并不存在鬼神的问题，若能掌握其规律，就能运用自如，得心应手。

【原文】

帝曰：愿闻其道。岐伯曰：凡刺之真，必先治神，五藏已定，九候已备，后乃存针。众脉不见，众凶弗闻，外内相得，无以形先，可玩往来，乃施于人。人有虚

实，五虚勿近，五实勿远，至其当发，间不容瞚。手动若务，针耀而匀，静意视义，观适之变，是谓冥冥，莫知其形，见其乌乌，见其稷稷，从见其飞，不知其谁，伏如横弩，起如发机。

帝曰：何如而虚？何如而实？岐伯曰：刺虚者须其实，刺实者须其虚，经气已至，慎守勿失，深浅在志，远近若一，如临深渊，手如握虎，神无营于众物。

【白话解】

黄帝说：希望听听其中的道理。岐伯说：凡针刺的要领，一定先调治精神，五脏的虚实已确定，三部九候脉象的变化已经把握，然后才考虑施用针刺之法。五脏真气败绝的真脏脉有没有出现，五脏真气败绝的危象有没有显现，外在的症候应与内在的病机相符合，不能把外在的症候作为诊断的首要依据，要精熟经脉血气往来的情况，才施针于病人。病人有虚实之分，虚者气难复，故不可近取；实者气易至，故不可远攻，把握得气时机应当适时针刺，不可瞬息延误。运用针刺手法时要专心致志，针动均匀而不乱，针刺时要注意观察病人的仪容神色变化，观察针入后的变化，这种无形的变化，不知道形象，气至如鸟一样云集合，气盛如稷一样繁茂。气之往来，正如见鸟之飞翔，而无从捉摸他形迹的起落。留针候气时，如横弩之待发，气应时，则当迅速行针补泻。

黄帝道：怎样治疗虚证？怎样治疗实证？岐伯说：刺虚证须用补法，刺实证须用泻法；当针下感到经气已经来了，慎重而不失时机。在内深刺，在外浅刺，深者得气远，浅者得气近，然必须得气则是一样。行针时应全神贯注，好像面临万丈深渊那样小心谨慎，又好像手中握住虎符那样坚定有力。针刺时要精神专一。

素问·八正神明论篇第二十六（节选）

【原文】

黄帝问曰：用针之服，必有法则焉，今何法何则？岐伯对曰：法天则地，合以天光。帝曰：愿卒闻之。岐伯曰：凡刺之法，必候日月星辰，四时八正之气，气定乃刺之。是故天温日明，则人血淖液，而卫气浮，故血易泻，气易行。天寒日阴，则人血凝泣，而卫气沉。月始生，则血气始精，卫气始行。月郭满，则血气实，肌肉坚。月郭空，则肌肉减，经络虚，卫气去，形独居。是以因天时而调血气也。是以天寒无刺，天温无疑。月生无泻，月满无补，月郭空无治，是谓得时而调之。因天之序，盛虚之时，移光定位，正立而待之。故曰：月生而泻，是谓藏虚；月满而补，血气扬溢，络有留血，命曰重实；月郭空而治，是谓乱经，阴阳相错，真邪不别，沉以留止，外虚内乱，淫邪乃起。

【白话解】

黄帝问道：针刺技术，必然有法度，现在什么是针刺方法，什么是针刺法则呢？岐伯回答说：效法天地阴阳的变化并合于日月星辰之运行规律。黄帝道：希望详尽地听一听。岐伯说：凡针刺之法，必须观察日月星辰盈亏消长，四时八正之气候变化，定八正之气而行刺法。所以气候温和，日光明亮，则人的血液濡润，而卫气浮于表，所以血易疏泄，气易运行。气候寒冷，日光阴霾，则人的血行滞涩，而卫气沉于里。月亮初生时，则气血运行流利，卫气开始畅行。月亮正圆时，则人体血气充实，肌肉坚实。月亏无光时，则肌肉消减，经络空虚，卫气虚，形体孤然独居。所以顺天时而调血气。因此气候寒冷，不要针刺；气候温和，针刺勿需迟疑。月亮初生时不可用泻法；月亮正圆时不可用补法；月亏无光时不要针刺。这就是所谓顺应天时而调治血气。依自然时序来确定气的盛衰；根据日月运行的位置，来测定时岁的更替。所以说：月亮初生时用泻法，就会使内脏虚弱；月亮正圆时用补法，使气血充满盈盛，络脉有血液留滞，这叫做重实；月亏无光时用针刺，就会经气紊乱，阴阳相错，真气邪气不分，邪气沉着留止不去，络脉虚，经脉内乱，淫邪就要发生了。

【原文】

帝曰：余闻补泻，未得其意。岐伯曰：泻必用方。方者，以气方盛也，以月方满也，以日方温也。以身方定也，以息方吸而内针，乃复候其方吸而转针，乃复候其方呼而徐引针，故曰泻必用方，其气而行焉。补必用员，员者行也，行者移也，刺必中其荣，复以吸排针也。故员与方，非针也。故养神者，必知形之肥瘦，荣卫血气之盛衰。血气者，人之神，不可不谨养。

【白话解】

黄帝说；我听说针刺有补有泻，不懂其中的意义。岐伯说：泻法必须掌握一个“方”字。“方”，是指人之气正盛，月亮正满，天气正温和，身体正安定，病人呼吸正吸气时进针，再等到他正吸气时转针，再等他正呼气时慢慢拔出针，所以说泻法必须用“方”，经气流行。补法必须掌握一个“员”字。“员”，是指行气，运行经气，移至病所，针刺一定深刺至营分，在病人吸气时出针。所以“员”与“方”，非指针形。所以技术高超有修养的医生，必须明了病人形体的肥瘦，营卫血气的盛衰。气血是神的物质基础，不可不谨慎调养。

素问·离合真邪论篇第二十七（节选）

【原文】

余愿闻邪气之在经也，其病人何如？取之奈何？岐伯对曰：夫圣人之起度数，必应于天地，故天有宿度，地有经水，人有经脉。天地温和，则经水安静；天寒地

冻，则经水凝泣；天暑地热，则经水沸溢；卒风暴起，则经水波涌而陇起。夫邪之入于脉也，寒则血凝泣，暑则气淖泽，虚邪因而入客，亦如经水之得风也，经之动脉，其至也亦时陇起，其行于脉中循循然，其至寸口中手也，时大时小，大则邪至，小则平，其行无常处，在阴与阳，不可为度，从而察之，三部九候，卒然逢之，早遏其路。

【白话解】

我希望听听邪气侵入经脉之时，病人的症状怎样？又怎样来治疗？岐伯回答说：技术高明的医生制定治疗法则，必定与自然的变化相应，所以天有二十八宿三百六十五度，地有十二江河，人有十二经脉。天地之气温和，则江河之水安静平稳；天气寒冷，水冰地冻，则江河之水凝结；天气酷热，则江河之水沸腾扬溢；突然暴风骤起，则江河之水波涛汹涌腾起如丘垄状。病邪侵入经脉，寒邪则使血行滞涩，热邪则使血气滑润流利，四时反常之气候由此侵入，也像江河之水遇到暴风一样，经脉的搏动，到达时出现波涌隆起，血气循经脉顺序而行，到达寸口处应手而动，指下感到时大时小，大则病邪盛，小则病邪退，邪气之行无固定之处，或在阴经或在阳经，难以揣度，为了明确审察，用三部九候诊法，通过三部九候诊法，当突然触遇邪时，宜早遏止其发展。

【原文】

吸则内针，无令气忤，静以久留，无令邪布，吸则转针，以得气为故，候呼引针，呼尽乃去，大气皆出，故命曰泻。

帝曰：不足者补之奈何？岐伯曰：必先扪而循之，切而散之，推而按之，弹而怒之，抓而下之，通而取之，外引其门，以闭其神。呼尽内针，静以久留，以气至为故，如待所贵，不知日暮，其气以至，适而自护，候吸引针，气不得出，各在其处，推阖其门，令神气存，大气留止，故命曰补。

【白话解】

吸气时进针，进针时勿使气逆，进针后留针静候其气，不让病邪扩散，当吸气时捻转其针，以得气为目的，然后等病人呼气时慢慢出针，呼气尽时将针取出，大邪气都排出了，所以叫“泻”。

黄帝道：不足之虚证怎样用补法？岐伯说：必须首先用手抚摸穴位，然后以指按压穴位，再用手指揉按周围肌肤，进而用手弹使穴位处脉气胀满，左手掐正了穴位，右手下针，脉气流通后而取出针，针后用手蹙按针孔，使出针后皮肤能自动盖住针孔。呼气尽时进针，静候其气以稍久留针，以得气为目的，候气如待贵客，不惜时间，经气已至，慎守勿失，等待吸气时出针，真气不得外泄，出针后应在其针孔上揉按，使针孔闭合，使真气内存，正气存于体内，所以叫“补”。

【原文】

帝曰：候气奈何？岐伯曰：夫邪去络入于经也，舍于血脉之中，其寒温未相得，如涌波之起也，时来时去，故不常在。故曰：方其来也，必按而止之，止而取之，无逢其冲而泻之。真气者，经气也，经气太虚，故曰其来不可逢，此之谓也。故曰候邪不审，大气已过，泻之则真气脱，脱则不复，邪气复至，而病益蓄，故曰其往不可追，此之谓也。不可挂以发者，待邪之至时而发针泻矣。若先若后者，血气已尽，其病不可下，故曰知其可取如发机，不知其取如扣椎，故曰知机道者不可挂以发，不知机者，扣之不发，此之谓也。

【白话解】

黄帝道：对邪气怎样诊候呢？岐伯说：邪气离开络脉进入到经脉，留舍于血脉之中，寒温之邪未与正气相合，像波涛汹涌而起，时来时去，无有定处。所以说：正值邪气初来而未盛，必须按住并制止它，阻止它的发展而用针泻之，不要在邪气最盛时针刺泻邪。真气，是经脉之气，真气大虚，所以说不要逢真气大虚用泻法，就是这个道理。所以说：审候邪气失于谨慎，大邪气已过，用泻法则使真气虚脱，真气虚脱则不易恢复，邪气再来，病会加重。所以说，大邪气已过，不可再追泻之，泻则只会伤正，就是这个道理。“不可挂以发”，是指等到邪气来时而施针泻邪。在邪至之前，或在邪去之后用泻法，血气已伤，病不愈。所以说，懂得用针，像拨动弩机一样敏捷，不懂得用针，就像敲击木椎一样顽钝，所以说，识得针刺补泻时机的，一刹那时毫不迟疑，不识得针刺补泻时机的，纵然时机已到，亦不会下针，就是这个道理。

【原文】

帝曰：补泻奈何？岐伯曰：此攻邪也，疾出以去盛血，而复其真气，此邪新客，溶溶未有定处也，推之则前，引之则止，逆而刺之，温血也。刺出其血，其病立已。

【白话解】

黄帝道：怎样补泻？岐伯说：就是攻邪，应该及时刺出以祛除盛血，而恢复正气，此时病邪初侵入经脉，流动尚无定处，推针则病进，引针则病邪留止，迎其气而泻之，以出其恶血。刺出其血，其病立即痊愈。

【原文】

帝曰：善。然真邪以合，波陇不起，候之奈何？岐伯曰：审扪循三部九候之盛虚而调之，察其左右上下相失及相减者，审其病藏以期之。不知三部者，阴阳不别，天地不分。地以候地，天以候天，人以候人，调之中府，以定三部，故曰：刺不知三部九候，病脉之处，虽有大过且至，工不能禁也。诛罚无过，命曰大惑，反

乱大经，真不可复，用实为虚，以邪为真，用针无义，反为气贼，夺人正气，以从为逆，荣卫散乱，真气已失，邪独内著，绝人长命，予人夭殃，不知三部九候，故不能久长。因不知合之四时五行，因加相胜，释邪攻正，绝人长命。邪之新客来也，未有定处，推之则前，引之则止，逢而泻之，其病立已。

【白话解】

黄帝道：讲得好！如果真气邪气已合，脉气不现波动，怎样诊察？岐伯说：仔细审察三部九候的盛衰虚实而调治，要仔细审察左右上下三部九候之脉，有无不相称或减弱的情况，审察病在哪脏，待其气至之时而刺之。不懂得三部九候的，阴阳不能辨别，上下也不能分清。上部之脉以候人之上部，中部之脉以候人之中部，下部之脉以候人之下部，调理结合胃气，来决定疾病在哪一部。所以说，针刺不懂得三部九候以了解病脉之处，虽然有大邪将至，医生不能防止。不辨虚实而妄施泻法，叫做“大惑”，反而易致经气逆乱，伤人正气，把实证当作虚证，邪气当作真气，用针不知用针之理，反而助邪为害，剥夺病人正气，把顺证变为逆证，荣卫散乱，真气散失，邪气独存于内，断送病人的性命，给人家带来莫大的祸殃，不懂得三部九候，是不能久长的，因为不知配合四时五行相胜之理，因有所加，则犯虚虚实实之戒，释放邪气攻伐正气，断绝病人性命。病邪新侵入人体，没有定处，推针就病进，引针就病邪留止，迎其气而泻之，其病立刻痊愈。

素问·刺热篇第三十二（节选）

【原文】

肝热病者，小便先黄，腹痛多卧身热。热争则狂言及惊，胁满痛，手足躁，不得安卧。庚辛甚，甲乙大汗，气逆则庚辛死。刺足厥阴少阳。其逆则头痛员员，脉引冲头也。

心热病者，先不乐，数日乃热。热争则卒心痛，烦闷善呕，头痛面赤无汗。壬癸甚，丙丁大汗，气逆则壬癸死。刺手少阴太阳。

脾热病者，先头重颊痛，烦心颜青，欲呕身热。热争则腰痛不可用俛仰，腹满泄，两颔痛。甲乙甚，戊己大汗，气逆则甲乙死。刺足太阴阳明。

肺热病者，先淅然厥，起毫毛，恶风寒，舌上黄，身热。热争则喘咳，痛走胸膺背，不得大息，头痛不堪，汗出而寒。丙丁甚，庚辛大汗，气逆则丙丁死。刺手太阴阳明，出血如大豆，立已。

肾热病者，先腰痛骱痠，苦渴数饮身热。热争则项痛而强，骱寒且痠，足下热，不欲言，其逆则项痛员员澹澹然。戊己甚，壬癸大汗，气逆则戊己死。刺足少阴太阳。诸汗者，至其所胜日汗出也。

【白话解】

肝脏发生热病，小便先发黄，腹痛，多卧，身发热。热邪与正气相争则狂言惊骇，胁部胀满而痛，手足躁动不安，不得安卧。逢庚辛日病重，甲乙日大汗出热退，肝气逆乱则庚辛日死亡。应刺足厥阴肝经和足少阳胆经之穴。肝气逆则头痛眩晕，逆气循经脉上引而冲于头所致。

心脏发生热病，先不愉快，数天才发热。热邪与正气相争则突然心痛，烦闷，时呕，头痛，面赤，无汗。逢壬癸日病重，丙丁日大汗出热退，心气逆乱则壬癸日死亡。应刺手少阴心经和手太阳小肠经之穴。

脾脏发生热病，先头重，面颊痛，心烦，额部发青，想呕吐，身热。热邪与正气相争则腰痛不可以俯仰，腹部胀满泄泻，两颊部疼痛。逢甲乙日病重，戊己日大汗出热退，脾气逆乱则甲乙日死亡。应刺足太阴脾经和足阳明胃经之穴。

肺脏发生热病，先感体表淅然畏寒，毫毛竖起，怕风寒，舌上发黄，全身发热。热邪与正气相争则气喘咳嗽，疼痛走窜于胸膺背部，不能大而深长的呼吸，头痛得厉害，汗出而恶寒。逢丙丁日病重，庚辛日大汗出热退，肺气逆乱则丙丁日死亡。应刺手太阴肺经和手阳明大肠经之穴，使其出血如大豆样大，病立愈。

肾脏发生热病，先觉腰痛和小腿发酸，口渴得厉害，频频饮水，全身发热。热邪与正气相争则项痛而强直，小腿寒冷而且发酸，足心发热，不欲言语，肾气上逆则项痛头眩晕而心中悸动不宁。逢戊己日病重，壬癸大汗出热退。肾气逆乱则戊己日死亡。应刺足少阴肾经和足太阳膀胱经之穴。诸脏大汗出，五脏各自当旺之时，正气胜则却邪，当汗出而愈。

【原文】

诸治热病，以饮之寒水乃刺之，必寒衣之，居止寒处，身寒而止也。热病先胸胁痛，手足躁，刺足少阳，补足太阴。病甚者为五十九刺。热病始手臂痛者，刺手阳明太阴而汗出止。热病始于头首者，刺项太阳而汗出止。热病始于足胫者，刺足阳明而汗出止。热病先身重骨痛，耳聋好瞑，刺足少阴，病甚为五十九刺。热病先眩冒而热，胸胁满，刺足少阴少阳。

【白话解】

凡治疗热病，要病人饮清凉饮料，穿衣单薄，身居凉处，经针治热易退。热病先胸胁痛，手足躁扰不安，泻足少阳经以退热，补足太阴经以济阴。病重的用治热病的五十九穴。热病先手臂痛的，刺手阳明、手太阴二经之穴而汗出则热止。热病开始发于头部的，刺足太阳颈项部的穴位而汗出则热止。热病开始发于足胫部的，刺足阳明经之穴而汗出则热止。热病先身体重，骨节痛，耳聋，昏倦嗜睡，刺足少阴经之穴，病重的用治热病的五十九穴。热病先头眩晕昏冒而发热，胸胁胀满，刺足少阴和足少阳二经之穴。

【原文】

热病气穴：三椎下间主胸中热，四椎下间主鬲中热，五椎下间主肝热，六椎下间主脾热，七椎下间主肾热。荣在骶也。项上三椎，陷者中也。颊下逆颧为大瘕，下牙车为腹满，颧后为胁痛，颊上者鬲上也。

【白话解】

治疗热病的腧穴：第三脊椎下方主治胸中的热病，第四脊椎下方主治膈中的热病，第五脊椎下方主治肝热病，第六脊椎下方主治脾热病，第七脊椎下方主治肾热病。荣分热应取骶之长强穴。项部第三椎以下凹陷处的中央部位是大椎穴，也是脊椎的开始。颊部赤色由下向上到颧骨部，为“大瘕泄”；赤色自颊下行至颊车部，为腹部胀满；赤色逆行于颧骨之后，为胁痛；赤色见于颊上的，为病在膈上。

素问·刺腰痛篇第四十一（节选）

【原文】

腰痛侠脊而痛至头几几然，目䀮䀮欲僵仆，刺足太阳郄中出血。腰痛上寒，刺足太阳、阳明。上热，刺足厥阴。不可以俛仰，刺足少阳。中热而喘，刺足少阴，刺郄中出血。腰痛，上寒不可顾，刺足阳明。上热，刺足太阴。中热而喘，刺足少阴。大便难，刺足少阴。少腹满，刺足厥阴。如折不可以俛仰，不可举，刺足太阳。引脊内廉，刺足少阴。腰痛引少腹控䏚，不可以仰，刺腰尻交者，两髁胂上，以月生死为痏数，发针立已，左取右，右取左。

【白话解】

腰痛挟脊背而痛上达头，项背牵强不柔，眼睛昏花，好像要跌倒，刺足太阳经的委中穴出血。腰痛而有上半身寒冷感觉，刺足太阳经和足阳明经以治之；腰痛有上半身热感觉，刺足厥阴经；腰痛不可以俯仰，刺足少阳经；内热而喘促，刺足少阴经，并刺委中穴出血。腰痛时，上半身寒冷，不可以顾盼，刺足阳明经；上半身发热的，刺足太阴经；内有热而且气喘的，刺足少阴经；大便困难，刺足少阴经；少腹胀满，刺足厥阴经。腰痛如折不可以俯仰，不能举动，刺足太阳经。腰痛牵引脊骨内侧的，刺足少阴经。腰痛牵引少腹和胁下部位，不可以后仰，刺腰尻部位的下髎穴，其穴在两髂肌肉群的上方，依月亮的圆缺变化作为计算针刺的针数，出针后立即见效，左痛刺右侧、右痛刺左侧。

素问·奇病论篇第四十七（节选）

【原文】

帝曰：有病口苦，取阳陵泉，口苦者病名为何？何以得之？岐伯曰：病名曰胆瘅。夫肝者，中之将也，取决于胆，咽为之使。此人者，数谋虑不决，故胆气上溢，而口为之苦。治之以胆募、俞。

【白话解】

黄帝说：有病人口中发苦，取足少阳胆经的阳陵泉，口苦的病名是什么？怎样得的呢？岐伯说：病名叫胆瘅。肝为将军之官，主谋虑，胆为中正之官，主决断，诸谋虑取决于胆，咽部受肝胆支配。这种病人，因屡次谋略而不能决断，导致胆气郁结，胆汁循经上泛，于是口中发苦。治疗时应取胆募日月穴和背部胆俞穴。

素问·刺要论篇第五十（全篇）

【原文】

黄帝问曰：愿闻刺要。岐伯对曰：病有浮沉，刺有浅深，各至其理，无过其道。过之则内伤，不及则生外壅，壅则邪从之。浅深不得，反为大贼，内动五藏，后生大病。故曰：病有在毫毛腠理者，有在皮肤者，有在肌肉者，有在脉者，有在筋者，有在骨者，有在髓者。是故刺毫毛腠理无伤皮，皮伤则内动肺，肺动则秋病温疟，泝泝然寒慄。刺皮无伤肉，肉伤则内动脾，脾动则七十二日四季之月，病腹胀烦，不嗜食。刺肉无伤脉，脉伤则内动心，心动则夏病心痛。刺脉无伤筋，筋伤则内动肝，肝动则春病热而筋弛。刺筋无伤骨，骨伤则内动肾，肾动则冬病胀腰痛。刺骨无伤髓，髓伤则销铄胻酸，体解㑊然不去矣。

【白话解】

黄帝问道：希望听听针刺的要领。岐伯回答说：疾病有在表在里的区别，刺法有浅刺深刺的不同，针刺应该适度，既不能过深，也不能过浅。病浅深刺则会损伤内脏；病深浅刺，反而发生壅滞，壅滞则病邪顺之而入。由于不得深浅之针刺，反而造成极大危害而内伤五脏，继而发生严重的疾病。所以说：疾病的部位有在毫毛腠理的，有在皮肤的，有在肌肉的，有在脉的，有在筋的，有在骨的，有在髓的。因此，刺毫毛腠理的，不要伤及皮肤，皮肤受伤则影响肺脏的正常功能，肺脏功能扰乱则秋天发生温疟，恶寒战栗。刺皮肤的，不要伤及肌肉，肌肉受伤则影响脾脏的正常功能，脾脏功能扰乱则每一季节的最后十八天中，发生腹胀烦满，不思饮食。刺肌肉的，不要伤及血脉，血脉受伤则影响心脏的正常功能，心脏功能扰乱则夏天发生心痛病。刺血脉的，不要伤及筋脉，筋脉受伤则影响肝脏的正常功能，肝脏功能扰乱则春天发生热病及筋脉弛缓。刺筋的，不要伤及骨，骨受伤则会影响肾脏的正常功能，肾脏功能扰乱则冬天发生肿胀、腰痛。刺骨的，不要伤及骨髓，髓伤则日渐消减枯涸，小腿发酸，身体倦怠无力。

素问·刺齐论篇第五十一（全篇）

【原文】

黄帝问曰：愿闻刺浅深之分。岐伯对曰：刺骨者无伤筋，刺筋者无伤肉，刺肉者无伤脉，刺脉者无伤皮；刺皮者无伤肉，刺肉者无伤筋，刺筋者无伤骨。

帝曰：余未知其所谓，愿闻其解。岐伯曰：刺骨无伤筋者，针至筋而去，不及骨也；刺筋无伤肉者，至肉而去，不及筋也；刺肉无伤脉者，至脉而去，不及肉也；刺脉无伤皮者，至皮而去，不及脉也。所谓刺皮无伤肉者，病在皮中，针入皮中，无伤肉也；刺肉无伤筋者，过肉中筋也；刺筋无伤骨者，过筋中骨也。此之谓反也。

【白话解】

黄帝问道：希望听听针刺浅深的不同要求。岐伯回答说：针刺骨的不要损伤筋；针刺筋的不要损伤肌肉；针刺肌肉的不要损伤脉；针刺脉的不要损伤皮肤（以上是，应该深刺，则不能浅刺）；针刺皮肤的不要伤及肌肉；针刺肌肉的不要伤及筋；针刺筋的不要伤及骨（以上是，应该浅刺，则不能深刺）。

黄帝说：我不明白其中的道理，希望听听其中的解释。岐伯说：刺骨不要伤害筋的，是指需刺至骨的，不可在仅刺到筋而未达骨的深度时，就停针或拔出；刺筋不要伤害肌肉的，是指需刺至筋的，不可在仅刺到肌肉而未达筋的深度时，就停针或拔出；刺肌肉不要伤害脉的，是指需刺至肌肉深部的，不可在仅刺到脉而未达肌肉深部时，就停针或拔去；刺脉不要伤害皮肤的，是指需刺至脉的，不可在仅刺到皮肤而未达脉的深度时，就停针或拔去。所谓针刺皮肤不要伤及肌肉的，是指病在皮肤之中，针就刺至皮肤，不要深刺伤及肌肉；刺肌肉不要伤及筋的，是指针只能刺至肌肉，太过就会伤及筋；刺筋不要伤及骨的，是指针只能刺至筋，太过就会伤及骨。以上这些，是说若针刺深浅不当，就会适得其反，带来不良后果。

素问·刺禁论篇第五十二（全篇）

【原文】

黄帝问曰：愿闻禁数。岐伯对曰：藏有要害，不可不察，肝生于左，肺藏于右，心部于表，肾治于里，脾为之使，胃为之市。鬲肓之上，中有父母，七节之傍，中有小心，从之有福，逆之有咎。

【白话解】

黄帝问道：希望听听人体禁刺的部位有多少？岐伯回答说：内脏各有要害之处，不能不细看详审！肝气生发于左，肺气肃降于右，心脏调节在表的阳气，肾脏管理在里的阴气，脾主运化，水谷精微赖以转输，胃主受纳，饮食水谷汇聚于此。膈肓的上面，有维持生命活动的心、肺两脏，第七椎旁的里面有心包。上述部位都应该禁刺，遵循这个刺禁就有利于治疗，违背了就会给人体造成灾祸。

【原文】

刺中心，一日死，其动为噫。刺中肝，五日死，其动为语。刺中肾，六日死，其动为嚏。刺中肺，三日死，其动为咳。刺中脾，十日死，其动为吞。刺中胆，一日半死，其动为呕。

【白话解】

刺中心脏，约一日即死，其病变症状为嗳气。刺中肝脏，约五日即死，其病变症状为多言多语。刺中肾脏，约六日即死，其病变症状为打喷嚏。刺中肺脏，约三日即死，其病变症状为咳嗽。刺中脾脏，约十日即死，其病变症状为频频吞咽。误刺中胆，约一日半死，其病变症状为呕吐。

【原文】

刺跗上，中大脉，血出不止死。刺面，中溜脉，不幸为盲。刺头，中脑户，入脑立死。刺舌下，中脉太过，血出不止为瘖。刺足下布络中脉，血不出为肿。刺郄中大脉，令人仆脱色。刺气街中脉，血不出为肿鼠仆。刺脊间中髓，为伛。刺乳上，中乳房，为肿，根蚀。刺缺盆中内陷，气泄，令人喘咳逆。刺手鱼腹内陷，为肿。

【白话解】

针刺足背，误伤了大血脉，若出血不止便会死亡。针刺面部，误伤了与目相通的血脉，可能使眼睛失明。针刺头，误伤了脑户穴，若刺至脑髓就会立即死亡。针刺舌下的廉泉穴，误伤血脉太过，若出血不止可使喉哑失音。针刺足下散络，误伤了血脉，若瘀血留着不去可致局部肿胀。针刺腘窝的委中穴，误伤了大血脉，可令人跌仆，面色苍白。针刺气衔穴，误伤了血脉，若瘀血留着不去，腹股沟部位就会肿胀。针刺脊椎间隙，误伤了脊髓，会使人背曲不伸。针刺乳中穴，伤及乳房，可使乳房肿胀，乳内溃脓而久不愈。针刺缺盆中央太深，造成肺气外泄，可令人喘咳气逆。针刺手鱼际穴太深，可使局部发生肿胀。

【原文】

无刺大醉，令人气乱。无刺大怒，令人气逆。无刺大劳人，无刺新饱人，无刺大饥人，无刺大渴人，无刺大惊人。

刺阴股中大脉，血出不止死。刺客主人内陷中脉，为内漏、为聋。刺膝髌出液，为跛。刺臂太阴脉，出血多立死。刺足少阴脉，重虚出血，为舌难以言。刺膺中陷，中肺，为喘逆仰息。刺肘中内陷，气归之，为不屈伸。刺阴股下三寸内陷，令人遗溺。刺掖下胁间内陷，令人咳。刺少腹，中膀胱，溺出，令人少腹满。刺腨肠内陷为肿。刺匡上陷骨中脉，为漏、为盲。刺关节中液出，不得屈伸。

【白话解】

不要针刺饮酒大醉的人，否则会使气血紊乱。不要针刺正值勃然大怒的人，否则会使气机上逆。不要针刺过度疲劳的人，不要针刺刚刚饱食的人，不要针刺过分饥饿的人，不要针刺极度口渴的人，不要针刺方受极大惊吓的人。

刺大腿内侧的穴位，误伤了大血脉，若出血不止便会死亡。刺上关穴太深，误伤了血脉，可使耳内化脓或致耳聋。刺膝膑部，若误伤以致流出液体，会使人发生跛足。刺手太阴经脉，若误伤出血过多则立即死亡。刺足少阴经脉，误伤出血，可使肾气更虚，以致舌体失养转动不利而语言困难。针刺胸膺部太深，伤及肺脏，就会发生气喘上逆、仰面呼吸的症状。针刺肘弯处太深，气归聚于局部而不行，以致手臂不能屈伸。针刺大腿内侧下三寸处太深，使人遗尿。针刺腋下胁肋间太深，使人咳嗽。针刺少腹，误伤膀胱，使小便漏出流入腹腔，以致少腹胀满。针刺小腿肚太深，会使局部肿胀。针刺眼眶而深陷骨间，伤及脉络，就会造成流泪不止，甚至失明。针刺关节，误伤以致液体外流，则关节不能屈伸。

素问·刺志论篇第五十三（全篇）

【原文】

黄帝问曰：愿闻虚实之要。岐伯对曰：气实形实，气虚形虚，此其常也，反此者病。谷盛气盛，谷虚气虚，此其常也，反此者病。脉实血实，脉虚血虚，此其常也，反此者病。

帝曰：如何而反？岐伯曰：气虚身热，此谓反也；谷入多而气少，此谓反也；谷不入而气多，此谓反也；脉盛血少，此谓反也；脉少血多，此谓反也。

气盛身寒，得之伤寒。气虚身热，得之伤暑。谷入多而气少者，得之有所脱血，湿居下也。谷入少而气多者，邪在胃及与肺也。脉小血多者，饮中热也。脉大血少者，脉有风气，水浆不入，此之谓也。

【白话解】

黄帝问道：希望听听有关虚实的道理。岐伯回答说：气充实，形体就壮实；气不足，形体就虚弱，这是正常的生理状态，若与此相反的就是病态。纳谷多的气盛，纳谷少的气虚，这是正常现象，若与此相反的就是病态。脉搏大而有力的，是血液充盛；脉搏小而细弱的，是血液不足，这是正常现象，若与此相反的就是病态。

黄帝问：反常现象是怎样的？岐伯说：气虚而身体反觉发热的，是反常现象；饮食虽多而气不足，是反常现象；饮食不进而气反盛，是反常现象；脉搏盛而血反少，是反常现象；脉搏小而血反多，是反常现象。

气旺盛而身体寒冷，是受了寒邪的伤害。气不足而身发热，是受了暑热的伤害。饮食虽多而气反少的，是由于失血或湿邪聚居于下焦。饮食虽少而反气盛的，是由于邪气在胃和肺。脉搏小而血多，是由于病留饮而中焦有热。脉搏大而血少，是由于风邪侵入脉中，且汤水不进之故。这些就是形成虚实反常的机理。

【原文】

夫实者，气入也；虚者，气出也；气实者，热也；气虚者，寒也。入实者，左手开针空也；入虚者，左手闭针空也。

【白话解】

大凡实证，是由于邪气亢盛侵入人体；虚证，是由于人体正气外泄。气实的多表现为热象；气虚的多表现为寒象。针刺治疗实证，出针后左手不要按闭针孔，使邪气外泄；治疗虚证，出针后左手随即闭合针孔，使正气不得外散。

素问·针解篇第五十四（节选）

【原文】

黄帝问曰：愿闻九针之解，虚实之道。岐伯对曰：刺虚则实之者，针下热也，气实乃热也。满而泄之者，针下寒也，气虚乃寒也。菀陈则除之者，出恶血也。邪胜则虚之者，出针勿按。徐而疾则实者，徐出针而疾按之，疾而徐则虚者，疾出针而徐按之。言实与虚者，寒温气多少也。若无若有者，疾不可知也。察后与先者，

知病先后也。为虚与实者，工勿失其法。若得若失者，离其法也。虚实之要，九针最妙者，为其各有所宜也。补泻之时者，与气开阖相合也。九针之名，各不同形者，针穷其所当补泻也。

【白话解】

黄帝问道：希望听听九针的解释，虚实补泻的道理。岐伯回答说：针治虚证用补法，针下要有热的感觉，因为正气充实了，针下才会发热。实证用泻法，针下有寒的感觉，因为邪气衰退了，针下才会发凉。血液郁积日久，要用放出恶血的方法来消除。邪盛用泻法治疗，出针后不要按闭针孔（使邪气得以外泄）。所谓徐而疾则实，是指虚证用补法时，针后应慢慢出针，出针后紧闭针孔则正气不致外泄；所谓疾而徐则虚，是指实证用泻法时，快速出针，而在出针后不要立即按闭针孔则使邪气得以外泄。实与虚的根据，是指气至之时针下凉感与热感的多少。若有若无，是指针下气至的感觉，似有似无，其往来疾速，不易掌握。察后与先，是指审察疾病的先后过程，在于认识疾病的标本。虚证用补法，实证用泻法，医生治病不可离开这个原则。若医生不能准确地把握，那么就会背离正确的治疗法则。虚实补泻的关键，在于巧妙地运用九针，是指九针的应用，各有其适应证。针刺补泻的时间，是指补泻时间与气之开阖要相合。九针的名称不同，形状也各有所异，是指九针各有其不同形态，发挥其当补当泻的作用。

【原文】

刺实须其虚者，留针阴气隆至，乃去针也。刺虚须其实者，阳气隆至，针下热，乃去针也。经气已至，慎守勿失者，勿变更也。深浅在志者，知病之内外也。近远如一者，深浅其候等也。如临深渊者，不敢堕也。手如握虎者，欲其壮也。神无营于众物者，静志观病人，无左右视也。义无邪下者，欲端以正也。必正其神者，欲瞻病人目，制其神，令气易行也。

【白话解】

针刺实证要达到泻邪的目的，是指下针后留针，待针下出现明显的寒凉之感时，即可出针。针刺虚证要达到补气的目的，是指待针下出现明显的温热之感时，即可出针。经气已经到来，应谨慎守候不要失去，是指已得气，应慎守候，不要轻易改变手法。根据疾病在表或在里，决定针刺的深浅。虽然深刺能捕取远方的经气，浅刺仅能获取附近的经气，但是无论深刺浅刺，候气之法都是一样的。行针时，应似面临深渊、不敢跌落那样谨慎小心。持针时，应像手握虎符那样坚定有力。精神集中，不要被周围事物分散注意力，是指专心致志观察病人，不可左顾右盼。医生要心地坦荡，行为端正。下针后务必控制病人的精神活动，是指要注意观察病人眼神，控制病人的精神活动，使经气易行。

素问·骨空论篇第六十（节选）

【原文】

黄帝问曰：余闻风者百病之始也，以针治之奈何？岐伯对曰：风从外入，令人振寒，汗出头痛，身重恶寒，治在风府，调其阴阳，不足则补，有余则泻。

大风颈项痛，刺风府，风府在上椎。大风汗出，灸譩譆，譩譆在背下侠脊傍三寸所，厌之，令病者呼譩譆，譩譆应手。

从风憎风，刺眉头。失枕在肩上横骨间，折，使榆臂，齐肘正，灸脊中。胁络季胁引少腹而痛胀，刺譩譆。腰痛不可以转摇，急引阴卵，刺八髎与痛上，八髎在腰尻分间。鼠瘘寒热，还刺寒府，寒府在附膝外解营，取膝上外者使之拜，取足心者使之跪。

【白话解】

黄帝问道：我听说风邪是许多疾病的起始原因，怎样用针法来治疗？岐伯回答说：风邪从外侵入，使人寒战、出汗、头痛、身体发重、怕冷。治疗在风府穴，以调和其阴阳。正气不足就用补法，邪气有余就用泻法。

若感受风邪较重而颈项疼痛，刺风府穴。风府穴在第一颈椎上面。若感受风邪较重而汗出，灸譩譆穴，譩譆穴在背部第六椎下两旁距脊各三寸之处，用手指按压，使病人感觉疼痛而呼出“譩譆”之声，譩譆穴应手而有震动感觉。

因被风邪所伤而致恶风，刺眉头攒竹穴。落枕而肩上和横骨之间的肌肉强痛，应当使病人曲臂，取两肘间相合在一处的姿势，然后在肩胛骨上端引一直线，正当脊部中央的部位，给以灸治。从软肋牵引少腹而痛胀的，刺譩譆穴。腰痛而不可以转侧动摇，痛而筋脉挛急，下引睾丸，刺八髎穴与疼痛的地方。八髎穴在腰尻间孔隙中。瘰疬发寒热往来，刺寒府穴，寒府在膝上外侧骨与骨之间的孔穴中。凡取膝上外侧的孔穴，使患者弯腰，成一种拜的体位；取足心涌泉穴时，使患者坐跪的体位。

【原文】

水俞五十七穴者，尻上五行，行五；伏菟上两行，行五；左右各一行，行五；踝上各一行，行六穴。髓空在脑后三分，在颅际锐骨之下，一在龂基下，一在项后中复骨下，一在脊骨上空在风府上。脊骨下空，在尻骨下空。数髓空在面侠鼻，或骨空在口下当两肩；两髆骨空，在髆中之阳。臂骨空在臂阳，去踝四寸两骨空之间；股骨上空在股阳，出上膝四寸；骭骨空在辅骨之上端。股际骨空在毛中动下。尻骨空在髀骨之后，相去四寸。扁骨有渗理凑，无髓孔，易髓无空。

【白话解】

治疗水病的俞穴有五十七个：尻骨上有五行，每行各五穴；伏兔上方有两行，每行各有五穴；其左右又各有一行，每行各五穴；足内踝上各一行，每行各六穴。髓空在脑后分为三处，都在颅骨边际锐骨的下面，一处在下齿缝的下面，一处在项后正中的伏骨下面，一处在脊骨上孔的风府上面。脊骨下空，在尻骨下面孔穴中。又有几个髓空在面部侠鼻两旁，下颌骨骨空在口唇下方与两肩相平的部位。两肩髆骨空，在肩髆中的外侧。臂骨的骨空在臂骨的外侧，离开手腕四寸，在尺、桡两骨的空隙之间。股骨上面的骨空在股骨外侧，膝上四寸的地方。骱骨的骨空在辅骨的上端。股际的骨空在阴毛中的动脉下面。尻骨的骨空在髀骨的后面，距离四寸的地方。扁骨有血脉渗灌的纹理聚合，没有直通骨髓的孔穴，骨髓通过渗灌的纹理内外交流，所以没有骨空。

【原文】

灸寒热之法，先灸项大椎，以年为壮数，次灸橛骨，以年为壮数，视背俞陷者灸之，举臂肩上陷者灸之，两季胁之间灸之，外踝上绝骨之端灸之，足小指次指间灸之，腨下陷脉灸之，外踝后灸之，缺盆骨上切之坚痛如筋者灸之，膺中陷骨间灸之，掌束骨下灸之，齐下关元三寸灸之，毛际动脉灸之，膝下三寸分间灸之，足阳明跗上动脉灸之，巅上一灸之，犬所啮之处灸之三壮，即以犬伤病法灸之，凡当灸二十九处。伤食灸之，不已者，必视其经之过于阳者，数刺其俞而药之。

【白话解】

灸治寒热症的方法，先灸项后的大椎穴，根据年龄大小决定施灸量的多少，其次灸尾骶骨，也是以年龄大小决定施灸量的多少，观察背部有凹陷的地方（背俞）用灸法，上举手臂在肩上有凹陷的地方（肩髃）用灸法，两侧的季胁之间（京门）用灸法，足外踝上正取绝骨穴处用灸法，足小趾与次趾之间（侠溪）用灸法，小腿肚凹陷处的经脉（承山）用灸法，外踝后方（昆仑）用灸法，缺盆骨上方按之坚硬如筋而疼痛的地方用灸法，胸膺中的骨间凹陷处（天突）用灸法，手腕部的横骨之下（阳池）用灸法，脐下三寸的关元穴用灸法，阴毛边缘的动脉（气街）用灸法，膝下三寸的两筋间（三里）用灸法，足阳明经所行足跗上的动脉（冲阳）用灸法，头巅顶上（百会）亦用灸法。被犬咬伤，先在被咬处灸三壮，再按常规的治犬伤病法灸治。以上灸治寒热症的当用部位共二十九处。犬伤伤口侵蚀、加重时，可用灸法治疗，病仍不愈的，必须仔细观察其经脉移行到络脉的地方，多次刺其腧穴，同时配合药物。

素问·水热穴论篇第六十一（节选）

【原文】

帝曰：水俞五十七处者，是何主也？岐伯曰：肾俞五十七穴，积阴之所聚也，水所从出入也。尻上五行行五者，此肾俞。故水病下为胕肿大腹，上为喘呼，不得卧者，标本俱病。故肺为喘呼，肾为水肿，肺为逆不得卧，分为相输俱受者，水气之所留也。伏菟上各二行行五者，此肾之街也。三阴之所交结于脚也。踝上各一行行六者，此肾脉之下行也，名曰太冲。凡五十七穴者，皆藏之阴络，水之所客也。

【白话解】

黄帝问：治疗水病的五十七穴，是哪些脏所主？岐伯说：治疗水病的五十七个穴，为阴气积聚之处，也是水所出入之处。尻骨之上有五行，每行五个穴位，这些是治疗水病的俞穴。所以水病下见浮肿、腹部胀大，上见呼吸喘急、不能平卧，是肺与肾标本同病。所以病在肺为呼吸喘急，病肾在为水肿，病在肺为气逆，不得平卧，肺、肾二脏之气相互输应同时受邪而发为水湿留聚之病，是水气停留于两脏所致。伏兔上方各有两行，每行五个穴位，是肾气通行的道路。足三阴经脉交于小腿下的三阴交。足内踝上方各有一行，每行六个穴位，是肾的经脉下行于脚的部分，名叫太冲。以上共五十七个穴位，都隐藏在人体下部或较深部的脉络之中，也是水液容易停聚的地方。

【原文】

帝曰：春取络脉分肉何也？岐伯曰：春者木始治，肝气始生，肝气急，其风疾，经脉常深，其气少，不能深入，故取络脉分肉间。帝曰：夏取盛经分腠何也？岐伯曰：夏者火始治，心气始长，脉瘦气弱，阳气留溢，热熏分腠，内至于经，故取盛经分腠，绝肤而病去者，邪居浅也。所谓盛经者，阳脉也。帝曰：秋取经俞何也？岐伯曰：秋者金始治，肺将收杀，金将胜火，阳气在合，阴气初胜，湿气及体，阴气未盛，未能深入，故取俞以泻阴邪，取合以虚阳邪，阳气始衰，故取于合。帝曰：冬取井荥何也？岐伯曰：冬者水始治，肾方闭，阳气衰少，阴气坚盛，巨阳伏沉，阳脉乃去，故取井以下阴逆，取荥以实阳气。故曰：冬取井荥，春不鼽衄。此之谓也。

【白话解】

黄帝问：春天针刺取络脉分肉之间，是什么道理？岐伯说：春天木气开始当令，肝气开始生发，肝气性急躁，如变动的风一样迅疾，肝的经脉往往藏于深部，但是春天少阳之气初升，阳气尚微，故宜浅刺，所以针刺取络脉分肉之间。黄帝问：夏天针刺取盛经分腠之间，是什么道理？岐伯说：夏天火气开始当令，心气开始生长，脉形瘦小而脉气较弱，阳气充盛于体表，热气熏蒸于分肉腠理，向内影响于经脉，所以针刺取盛经分腠，针刺时不宜过深，透过皮肤即可使病邪去，是由于邪气居于浅表部位。所谓盛经，是指丰满充足的阳脉。黄帝问：秋天针刺取经穴和输穴，是什么道理？岐伯说：秋天金气开始当令，肺气将要收敛肃杀，金旺火衰之时，阳气在经脉的合穴，阴气初胜，初秋寒湿邪之气胜，易侵犯人体，由于阴气尚未太盛，不能助邪深入，所以针刺取经穴输穴以泻阴湿之邪，取合穴以泻阳热之邪，阳气开始衰退，所以取合穴以泻阳热之邪。黄帝说：冬天针刺取井穴和荥穴，是什么道理？岐伯说：冬天水气开始当令，肾气开始闭藏，阳气已经衰少，阴气更加坚盛，太阳之气潜藏于里，阳脉也相随沉伏，所以针刺取井穴以抑降其阴逆之气，取荥穴以充实不足之阳气。所以说：冬天取井荥穴，春不发生鼻塞鼻出血的病就是这个道理。

【原文】

帝曰：夫子言治热病五十九俞，余论其意，未能领别其处，愿闻其处，因闻其意。岐伯曰：头上五行行五者，以越诸阳之热逆也。大杼、膺俞、缺盆、背俞，此八者，以泻胸中之热也。气街、三里、巨虚上下廉，此八者，以泻胃中之热也。云门、髃骨、委中、髓空，此八者，以泻四支之热也。五藏俞傍五，此十者，以泻五藏之热也。凡此五十九穴者，皆热之左右也。帝曰：人伤于寒而传为热，何也？岐伯曰：夫寒盛则生热也。

【白话解】

黄帝道：先生说过治疗热病的五十九穴，我大概知道其意义，但还不能领会区别其部位，希望听听其部位，因而明确其中的意义。岐伯说：头上有五行，每行五个穴位，能泄越诸阳经上逆的热邪。大杼、膺俞、缺盆、背俞，这八穴，可以泻除胸中的热邪。气街、三里、上巨虚和下巨虚，这八穴，可以泻出胃中的热邪。云门、肩髃、委中、髓空，这八穴，可以泻出四肢的热邪。五脏俞旁五穴，这十穴，可以泻五脏之热邪。这五十九穴，都是治疗热病的腧穴。黄帝说：人感受了寒邪反而会传变为热病，这是什么原因？岐伯说：寒邪充盛外束，则阳气内郁而发热。

素问·缪刺论篇第六十三（节选）

【原文】

黄帝问曰：余闻缪刺，未得其意，何谓缪刺？岐伯对曰：夫邪之客于形也，必先舍于皮毛，留而不去，入舍于孙脉，留而不去，入舍于络脉，留而不去，入舍于

经脉，内连五藏，散于肠胃，阴阳俱感，五藏乃伤，此邪之从皮毛而入，极于五藏之次也。如此，则治其经焉。今邪客于皮毛，入舍于孙络，留而不去，闭塞不通，不得入于经，流溢于大络，而生奇病也。夫邪客大络者，左注右，右注左，上下左右与经相干，而布于四末，其气无常处，不入于经俞，命曰缪刺。

【白话解】

黄帝问道：我听说过缪刺，但不知道它的意义，什么叫缪刺？岐伯回答说：病邪侵袭人体，必须首先侵入皮毛，如果逗留而不去，就进入孙脉，再逗留而不去，就进入络脉，还是逗留而不去，就进入经脉，并向内延及五脏，流散到肠胃，这时表里都受到邪气侵袭，五脏于是受伤，这是邪气从皮毛而入，逐渐深入，最后侵犯于五脏之次序。像这样，就治其经之正治法。现在邪气从皮毛侵入，进入孙脉络脉，就逗留而不去，内外闭塞不通，邪气不得入于经脉，只流溢于较大络脉中，从而生成一些异常疾病。邪气侵入大络后，在左边的就流窜到右边，在右边的就流窜到左边，或上或下，或左或右，但只影响到络脉而不能进入经脉之中，从而随大络流布到四肢，邪气流窜无一定地方，也不能进入经脉俞穴，这时采用的刺法就叫做“缪刺”。

【原文】

帝曰：愿闻缪刺，以左取右，以右取左，奈何？其与巨刺何以别之？岐伯曰：邪客于经，左盛则右病，右盛则左病，亦有移易者，左痛未已而右脉先病，如此者，必巨刺之，必中其经，非络脉也。故络病者，其痛与经脉缪处，故命曰缪刺。

【白话解】

黄帝道：希望听听缪刺，左病右取、右病左取的道理是怎样的？它和巨刺法怎么区别？岐伯说：邪气侵袭到经脉，如果左边经气较盛则影响到右边经脉，或右边经气较盛则影响到左边经脉，但也有左右相互转移改变的，如左边疼痛尚未好，而右边经脉已开始有病，像这样，就必须用巨刺法了，一定要刺中其经脉，因为它不是络脉的病变。所以络病的病痛部位与经脉所在部位不同，因此称为“缪刺”。

【原文】

凡刺之数，先视其经脉，切而从之，审其虚实而调之，不调者经刺之。有痛而经不病者，缪刺之，因视其皮部有血络者尽取之，此缪刺之数也。

【白话解】

大凡刺治的法则，先根据所病的经脉，切其脉而循摩之，详审其虚实而进行调治，如果经脉不调，先采用经刺的方法。如果有病痛而经脉没有病变，采用缪刺的方法，要看皮肤是否有瘀血的络脉，如有应全部把瘀血刺出。以上就是缪刺的方法。

索　　引

（按编次顺序）

《素问》选

《灵枢》选